増補

アナフィラキシー

原因・治療・予防

角田　和彦 著
かくたこども＆アレルギークリニック

柘植書房新社

増補にあたって

初版が発刊されてから、４年。この間にアレルギー関連、食物関連の事象や研究にさまざまな変化がありました。

食物負荷試験や、食べる量、食べる食材の形への考慮がないまま「食べてなおす」が進められ、国外では死亡例が発生。国内でも多くの例でアナフィラキシーを発病し、重篤な後遺症を残す例が報告されました。その後、食べさせる量はかなり減らされましたが、まだ混乱の中にあります。アレルギーは健康状態を壊す毒物や化学物質を察知して避けようとする哺乳動物が進化させた高度な免疫です。無理やりアレルギーを抑えて食べさせると異常なアレルギー反応が起きたり、含まれる毒物や化学物質で病気を起こしたりしてしまいます。せっかく起こしたアレルギーです。大切に考えて対応することが必要です。

食物アレルギーは環境中の食物抗原に接触することで起こることが徐々に理解されてきましたが、保湿剤を塗ればアレルギーの発症が減らせるという安易な考え方で進められています。環境中の食物抗原の整備をして皮膚からの侵入を抑えることが大切です。また、柔軟仕上げ剤やリンス、空中除菌剤、ウェットティシュ、おしりふき、手指消毒剤などに含まれる陽イオン系合成界面活性剤は、細胞膜を破壊し皮膚や粘膜の防御層を壊し抗原の体内侵入を促進させ、アレルギーを誘発します。その多量の陽イオン系合成界面活性剤が、日常生活であふれています。また、それに添加された人工香料による神経系の障害も多くなっています。

腸内細菌の状態がアレルギーを含めたさまざまな疾患の発病を軽減することがわかり、さまざまな乳酸菌に関連した食品が販売されていますが、正常な日本人の腸内細菌をつくりだすための食べ方についてはあまり論議がされていません。日本人に合った日本の発酵食をうまく使った食べ方をすることで、日本人にとって正常で健康的な腸内細菌ができあがります。

米国ではトランス脂肪酸の害を減らすために食品へのトランス脂肪酸の添加が制限され、日本国内でもトランス脂肪酸を減らしたマーガリンなどが販売されるようになりましたが、まだまだ関心が少ないのが現状です。トランス脂肪酸は細胞膜に入り込み、細胞膜の働きを傷害してさまざまな病気を起こします。アトピー性皮膚炎の人たちはそれを嫌がり、健康状態を維持するためにトランス脂肪酸を皮膚に噴き出させて体内をきれいにしようとします。その結果、皮膚は荒れてしまいます。皮膚の常在菌であるマラセッチアというカビ（通常は皮膚の健康を維持するために油脂を食べて分解し、皮膚の他の微生物に栄養を与えています）が噴出した油脂を餌にして異常に増えてしまい、増えたマラセッチアにアレルギーを起こし強いかゆみが起きてしまいます。トランス脂肪酸の摂取を減らすとアトピー性皮膚炎は軽減します。

近年、米国やヨーロッパ諸国では農薬や化学物質が子どもたちの神経系の発達や働きを障害することを警告する宣言が出されていますが、日本では対応が遅れています。レイチェル・カーソンの『沈黙の春』やシーア・コルボーンの『奪われし未来』に書かれているような状態が起きつつあります。最近、神経系の発達や働きを障害する農薬や化学物質について最新情報を記載した本が日本でも出版されました（木村－黒田純子『地球を脅かす化学物質―発達障害やアレルギー急増の原因』）。アレルギーの人たちはそれらの化学物質を避けるように、それらの化学物質にアレルギー起こして体内への侵入を阻止しようとしています。また、環境ホルモンによる影響は、国外では依然として活発に論議されていますが、日本では忘れ去られたかのような状態が続いています。もっと、健康や発達を障害する化学物質に目を向けるべきです。

そのようなさまざまな変化を今回の増補版には付け加えました。日本人の遺伝子に合った食べ方を、化学物質に注意しながら環境も含めて現代風に創生していくことが、とても大切です。アナフィラキシーは食べ方や環境の悪化への警告の叫びです。

食べものは薬ではありません。アレルギー反応を抑えるためにと体が嫌っている食べものを、また、食べたら具合が悪くなる食べものを、１回に何グラムと薬のように無理やり食べる食べ方ではなく、毒物を含まない体に合った健康になる食事を家族と一緒に楽しく食べる食べ方をすることが、元気な体と心と命をつくりあげてくれます。アレルギーを起こす必要がない食べ方を見つけ、環境に注意しながら、元気いっぱいに、夢に向かって生きていくための食事をしましょう。

目次

第2章　環境汚染化学物質の影響

はじめに

とても悲しい事故が起きています。アナフィラキシーは未然に予防できる疾患であるため、アナフィラキシーで死亡することはとても悲しく悔しいことです。

2012年12月、11歳の女児が給食でアレルギーの原因食品を含むチヂミを食べてアナフィラキシーを起こし、エピペン®（以下、エピペンと表記）を使用しましたが死亡しました。過去には、1988年12月に、北海道で給食に出された五目そばを食べたソバアレルギーの11歳の男児が一人で帰宅途中、窒息死（アナフィラキシーと思われる）で死亡しています。また、1995年には小学校５年生の男児が、自宅においてあった父親用のマヨネーズであえたスパゲッティサラダを誤食してアナフィラキシーショックを起こし死亡しました。

さらに食物負荷試験と経口免疫療法が実験的に行なわれるようになってからこれらの医療行為によって新たな重症例が発生しています。

2017年７月30日、アメリカのアラバマ州の３歳の男の子が食物チャレンジ試験中に死亡しました。設備が整った大きな病院で起きたので、救命に必要な設備やスタッフがそろっているなかでの出来事です。エピペンの使用と同等あるいはそれ以上の効果的な治療が行なわれたはずですが、それにもかかわらず救命はできませんでした。アレルギー反応が急激に進行し重症になった場合には、薬剤で進行を止めることはできません。日本小児アレルギー学会では、負荷試験に対する注意喚起を行ないました。

さらには、2017年11月14日、今度は、日本国内で食物経口免疫療法を実施中の子どもがアナフィラキシーショックを起こし呼吸停止し、エピペンを使用しましたが低酸素性脳症となり、現在も治療中であることが報告されました（http://kcmc.kanagawa-pho.jp/patient/milk-allergy.html）。

日本小児アレルギー学会発行の食物アレルギー診療ガイドラインでも最新版では食物免疫療法は研究機関で行なう研究的治療であり、一般的な診療には適さないことを明記しています――「経口免疫療法を食物アレルギーの一般的診療として推奨しない」。

2017年10月に日本小児アレルギー学会が行なった重篤な食物アレルギー症状の調査では271施設中16施設で18名が重篤なアレルギー症状を起こしていました。５例は負荷試験中、４例が経口免疫療法中、８例は誤食でした。最近になって多くの病院が行なってきた負荷試験や食物経口免疫療法が行なわなければ、８例の誤食例だけだったはずですが、負荷試験や食物経口免疫療法が行なわれたために誤食例の２倍の子どもたちが重症なアレルギーを起こしたということになります。そのうち３例に後遺症が残ってしまいました。この調査で集計されなかった症例はさらに多く存在すると考えられ、多くの子どもたちが重篤なアレルギーを起こして強い薬で治療されたが報告されていないと思われます。

最近では、「食物アレルギーが起きた場合の重症度は予測が不能であり、臨床医は食物負荷試験から得られた抗原量を危険関連の管理の決定に使うべきでない」との報告もされています（Pettersson ME et al. Prediction of the severity of allergic reactions to foods. Allergy. 2018 Jan 30. doi: 10.1111/all.13423.）。つまり、負荷試験を行なってこの程度なら食べてもいいと判断された量でも、実際に食べたときの重症度は予測がつかないので、負荷試験から導き出された安全と思われる量の食物でも激しいアレルギーを起こす可能性があるということです。このことは、20年以上前に私が実際に負荷試験を行なっていた時期に多くの例で経験したことです。負荷試験の結果は実際の診療ではあてになりません。食物アレルギーの状態は、周囲の環境中の食物抗原への接触や吸入、本人が食べた食品、他のアレルギーの状態、感染症、化学物質の影響などで常に変化するため、年に数回の負荷試験ではその状態を把握することには限界があります。

私のクリニックでは、多くのアレルギーの方たちの診療やアナフィラキシーによる死亡例の経験から、負荷試験や多量を食べて行なう食物経口食物免疫療法は危険であることをインターネットや著書で訴えてきました。

食物アレルギーは急激に進行する場合があり、私が経験した３例の死亡例では、エピペンなどの処置も行なう時間的余裕がなく、あっという間に重篤な状態になっています。いったん起こった死亡に至るようなアナフィラキシーショックは薬などでは治療ができません。最大の治療はアナフィラキシーを起こさないように予防することです。

アナフィラキシーが起こるとどうなるの？
——次女がアナフィラキシーを発症

私はここ30年の間に数百例のアナフィラキシーの患者さんに接してきました。そして、アナフィラキシーを予防するためにはどうしたらいいのかと考えながら診療してきました。それは、私たちの家族を守るためにも必要なことでした。

アレルギー体質の両親から生まれた子どもたち５人は、みんなそれなりにアレルギー体質を受け継いでいます。とくに次女は、私のアレルギーの知識が未熟なときに育てた子で敏感なうえに、反応が急激に起こりました。

最初は、次女１歳過ぎのときです。

自宅で母親が赤魚（あかうお：遠洋で獲れたコウジンメヌケなどの赤い色をした冷凍魚の総称）を食べさせました。その５分後、急に火がついたように泣きはじめ、顔をこすり始めたのです。魚の汁が付いたと思い拭き取っているうちに、みるみる腫れ上がり、目の結膜がゼリー状に腫れ、のどもとをかゆがりました。母親はあわてました。救急車を呼ぼうか迷っているうちに腫れは引き始めたのでした。

夕方、私が帰宅したときは、ほぼ普段の顔に戻っていました。妻より報告を聞いた未熟な私は事の重要性を理解できず、「あ、そう」と軽く聞き流しました（このあと、赤魚でアナフィラキシーを起こす子が数例続きました。脂の多いアカウオはダイオキシンやPCBなど環境汚染物質の残留が高いことがわかり、このこともアナフィラキシーを起こしやすくさせている可能性があります）。

２回目は次女２歳。

仙台駅３階にある和食のお店。私は「はらこめし」を注文しました。卵のアレルギーのあることはわかっていましたが、イクラは鶏卵でないし、試してみようなどとだいそれたことが頭に浮かび、やめたほうがいいと止める妻の言葉を無視して、次女のかわいい口の中にイクラ３粒を放り入れました。直後、咳込みが始まり、止まりません。そのうちに唇の一部が赤く腫れ上がり、さらに他の唇の一部が腫れ、それぞれがくっついてどんどん腫れ上がりました。まぶたが腫れ、肘の内側が腫れ、膝の内側が腫れ、そこから周辺に向かってどんどん赤く腫れていきました。食べた物を吐き出してしまいました。そのころには顔は全体が赤く腫れ上がりフグのようになってしまい、かわいい次女の顔はなくなってしまいました。ぐったりして、苦しそうにする次女を抱きかかえ、電車に乗ってあわてて自宅へ帰りました。

幸い生命は助かりましたが、この時より次女は喘息を発症しました。次女に申し訳ないと悔やんでいます。お店の店員さんが、オカルト映画を見るように大きく目を開けて、みるみる変わっていく次女の顔をながめていたことが忘れられません。

３回目。

人気キャラクター物を売るお店が子どもたちは大好きでした。次女３歳のとき。母親たちが買い物にいっている間、この店で買ったマシュマロを食べさせて車の中で待っていました。ふと見ると、次女の目がおかしいのです。エッと思い、よく見ると、目の結膜がゼリー状に盛り上がり、瞳の部分が、そのゼリー状の物質の中に埋まっていました。しまった、と思いマシュマロを見るとマシュマロの中にチョコレートが入っていました。

マシュマロの原料であるゼラチンかチョコレートが原因と思われました（接触性のアレルギーが起き、白目の部分がじんましんを起こしたのです）。すぐ、食べることをやめさせ、抗アレルギー剤を飲ませ、抗アレルギー剤を点眼して幸い目だけで症状は消退しました。

４回目。

４歳の時、市の文化センターに母親と講演会を聞きにいったときのことです。母親が講演を聞いている間、知り合いの人に世話をお願いしました。その人が気をきかして、長女に自動販売機で乳酸菌飲料を、次に、次女にジュースを買ってあげたのです。そのジュースを飲んだ途端、次女は喉を掻きむしり「苦しい、苦しい」とあばれまわりました。直前に抽出した乳酸菌飲料がジュースに混入したか、ジュースそのものに牛乳か何か入っていたらしいのです。その人はあわてて母親を呼びました。救急車を呼ぼうかと考えているうちにややおさまり、自宅にあわてて連れ帰り、吸入や抗アレルギー剤で事なきを得ました。

５回目。

５歳の初夏。喘息発作がしばしば起き、体調が悪く、近くに迫った幼稚園のお泊まり保育に行けるかどうか心配する日が続いていました。この日、私は飲み会があり、出かける前に自宅に電話し、子どもたちに変わりがないことを確認して、会場に向かいました。

次女は、自宅前の公園で遊んでいたのですが、母親の知らないうちに、友達の家人に連れられてＮ屋スーパーに行ってしまったのです。後でわかったことですが、Ｎ屋スーパーでイチゴのかき氷を食べ、帰ってくる途中、バターのたっぷり入ったパンをすすめられて食べてしまいました。ドアの呼び鈴が鳴ったときは、とっくに門限の時間がすぎていました。母親は、ちょっとこらしめのためと思い、ドアを開けませんでした。ところがいつもと違って反応がなく、おかしいと思いドアを開けました。次女はゼーゼーがひどく、肩で息をして呼吸困難の状態でした。どうしたのかと問いただしても、何もしていないと言います。薬を飲ませ、吸入しようと直ぐに居間に連れていきました。公園で何したの？何か食べたの？と母親が聞くと、食べていないと言い、ゼーゼーして苦しい呼吸の中で何やら訳のわからないことを口走りました。

ポケットベル（このころはまだ携帯電話はありません）が鳴り、自宅に電話した私は妻の話に異常事態を察知しました。ビールが一口入っていましたが、あわてて病院にもどり、副腎皮質ホルモン剤と点滴のセットを持って、自宅へ直行しました。

自宅に着くと、次女は床に横たわり、顔色蒼白で全身腫れぼったくなっていました。脈は、弱いが触れます。直後、次女は食べた物を吐き出しました。バニラの香りと赤い色素。これは、何か合わないものを食べたなと思い、指を喉に突っ込み、誘吐させ、すべて出させました。横では７歳の長女が「死んじゃいやだー」と泣き叫んでいました。その後、次女は意識が無くなってしまいました。副腎皮質ホルモン剤を点滴し、吸入をしました。呼吸や脈は正常になりました。徐々に頬に赤みがさし、「助かった」と思いました。数分後、娘の体は全身が赤く腫れあがり、アナフィラキシーの患者さんたちが救急車で運び込まれるときの典型的な状態になりました（この時、「もし、体全体が紅潮して腫れあがる前に心臓が止まり、病院へ搬入されたら、アナフィラキシーショックとはわからず、原因不明の突然死と診断されたかもしれない」という考えが頭の中を駆け巡っていました）。

後日、次女はこの時のことを話してくれました。N屋スーパーから帰る途中、パンを食べたところまでは覚えているのですが、その後自宅まで歩いてきたことやドアの前で待たされたこと、部屋に入ってからしゃべったことなどはまったく記憶がないのです。N屋スーパーからの約200メートルをよくぞ帰ってきたものです。もし、途中で倒れていたら、死亡していたかもしれません。今考えても背筋が寒くなります。

その後、現在まで、アナフィラキシーは起こしていません。活発で、遊びに行事に飛び回りました。物語を創作することが好きで、次女が作った物語を原作に人形劇を作ってクリスマス会で知り合いの皆に披露したりもしました。喘息の発作は軽くありましたが、コントロールできました。

次女は化学物質に注意し、牛乳や卵は食べず、寝具に掃除機もかけて生活し、2012年には女の子を出産しました。母乳で育て、本人、家族とも汚染された卵や牛乳、魚は食べず生活しました。子どもは少しの軽いアトピー性皮膚炎がありましたがすぐに改善し、1歳を迎えました。皮膚はぷくぷくの赤ちゃんらしい皮膚で、行動も子どもらしく、活発で、1歳で歩き始めました。

母親（アナフィラキシーを起こした次女）も父親もアレルギーがあり、本人も血液中のIgE値は高め、IgA値も低く、アレルギーの体質は受け継いでいます。しかし、1歳の時点でも血液検査では、アレルギー検査はすべて陰性で、症状もありません。かわいく、愛らしい子どもに育っています。

アレルギーの子を持つことが不幸だとは思えません。子どもたちのアレルギーに教えられて今のアレルギーの診療があるのだと考えています。子どもたちが私の先生です。こんな経験があるため、仕事のうえでも同じ状況におかれた患者さんたちを理解できるし、死因不明の突然死例の中にアナフィラキシー例があるかもしれないと思い、診療を続けてきました。他のお医者さんに「食べ物でそんなことが起きるはずがない」と言われても、現実に私の目の前で私の娘に起きたことをみてしまっているため、信念を覆すことはできません。そして、同じような症例を多数経験しました。

医者も含め、医療従事者や周囲の人たちの、食物アレルギー、とくにアナフィラキシーに対する理解が求められています。

「エピペンを使えば命は大丈夫」という間違った認識をしていませんか？

近年、食物アレルギーに対するあまりに軽い考えが広がり危惧していました。原因となる食物を食べてアレルギーやアナフィラキシーを起こしてもエピペンを使えば命は大丈夫という間違った認識をしていませんか？

私は、1988年５月、学校でリレーの練習で走った直後に倒れ死亡した運動誘発性アナフィラキシーの中学３年生男児、1991年５月、アレルギーがあるチョコレートパンを食べコーヒーを飲んでアナフィラキシーショックで死亡した高校１年生男児、1998年11月、卵とネコにアレルギーがある生後４ヶ月男児のアナフィラキシー死亡例の３例を経験しています。

経過を詳しく聞くと、全例でアナフィラキシーは急激に進行しており、もしエピペンを持っていたとしても発病後にエピペンを使う時間的な余裕がありません。数分のうちにアナフィラキシーが進行し重篤な状態になっています。

私は、娘のアナフィラキシーを目の前で経験したため、同様の症例が多数いるのではないかと思い、積極的にアナフィラキシー症例の診療に関わってきました。地域の救急病院に勤務していたため、小児科だけでなく、内科でアナフィラキシーらしき症例が来院したときは連絡をもらい、病院に駆けつけました。その結果、多くのアナフィラキシー例を経験することができました。

普通、医師といえども多くのアナフィラキシーに出会うことはありません。

アナフィラキシー関連著書

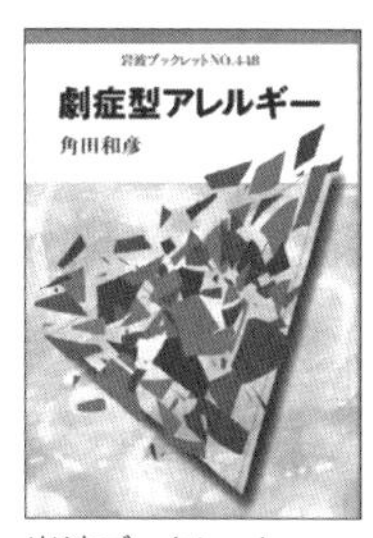

岩波ブックレット
1998年

1998年

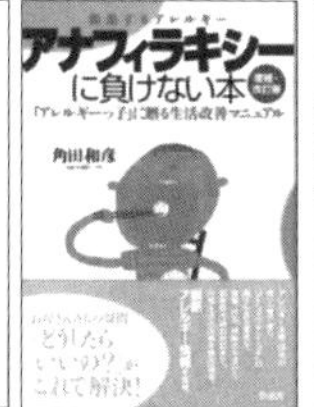

1999年初版
2002年改訂版

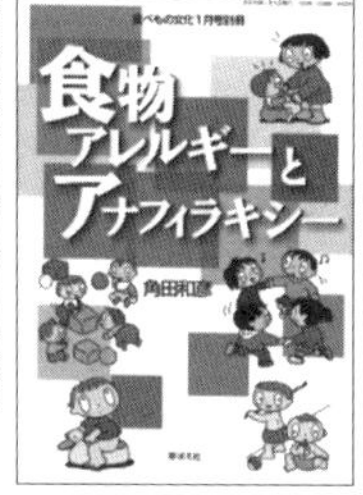

2002年12月

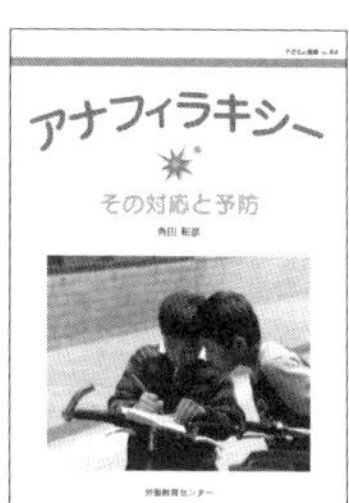

2006年

アナフィラキシー関連の書籍
1998年の岩波ブックレット執筆から
始まり、多数を執筆
NHKや民放で多数出演

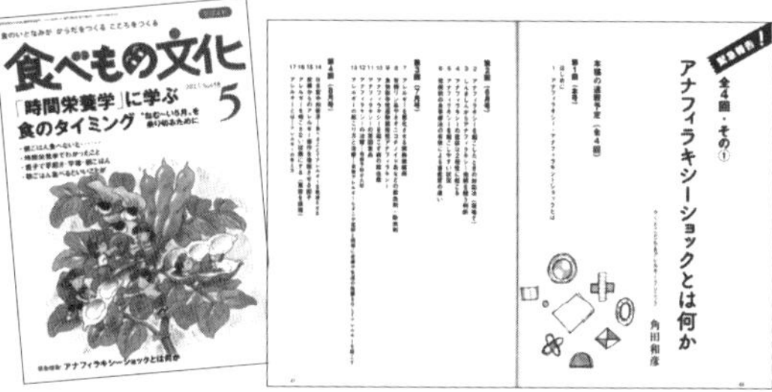

救急外来に関わらない多くの医師は、文献や教科書では知識があるが、経験がない人がほとんどです。アナフィラキシー症例の経験があるかないかでアナフィラキシーの診療は大きく変わります。

1995年に自宅においてあった父親用のマヨネーズであえたスパゲッティサラダを誤食してアナフィラキシーショックを起こし死亡した小学校５年生の事故後、食物アレルギーの子を持つ親の会の方たちの要請を受けて、東京で講演し、それまで私が経験してきた多数のアナフィラキシーの症例を提示しました。このことがきっかけで岩波書店から「岩波ブックレット№448－劇症型アレルギー」(岩波書店、1998年）を発刊しました。

その後も、食物アレルギーの子を持つ親の会の方たちとの共著で「食物アナフィラキシー－アレルギーが生命を奪う」(農文協、1998年)、「暴走するアレルギー－アナフィラキシーに負けない本－アレルギーっ子に贈る生活改善マニュアル 増補・改定版」(彩流社、2002年)、「アナフィラキシー　その対応と予防」(労働教育センター『子どもと健康』№84：5-82、2006年)、「食物アレルギーとアナフィラキシー」（芽ばえ社、2002年)、「アナフィラキシーショックとは何か」(『食べもの文化』№458　2013年５月号－８月号まで４回に分けて掲載、2013年）とアナフィラキシーに関して書いてきました。また、多数のTV番組にも出演し、アナフィラキシーの危険性とその予防の大切さを訴えてきました。

現在の一般のアレルギー治療の問題点

私が食物アレルギーの診療を始めた30年前は、食べ物でアレルギーを起こして皮膚炎や気管支喘息、じんましんなどが起きると話しても、他の先生たちからは激しい抗議を受けました。しかし、実際の診療の場では明らかに食物によってアレルギーが誘発されることを多くの患者さんたちが教えてくれていましたので、そのような抗議や非難は横において診療を続けてきました。

最近になり、やっと食物でアレルギーを起こすことが認められるようになってきましたが、いまだ、学会や一般の医師、アレルギー専門の医師でさえ混乱のさなかにいます。

現在の一般のアレルギー治療は、私から見ると、さまざまな問題点をかかえています。

❶アレルギー症状を抑えるだけの治療になっている

成長発達に影響を与える強いステロイドや抗ロイコトリエン剤を多用し、免疫療法によって症状だけを抑えようとする傾向があります。なぜアレルギーを起こさなければいけないのかを考えていません。アレルギー反応は進化の過程で獲得した高度に発達した防衛反応であり、哺乳動物の生存に不可欠な反応です。アレルギー症状を抑えるのではなく、アレルギーを起こさなくてもいい食生活と環境をつくることが大切です。

❷日本人の遺伝子に適した、日本人が創り上げてきた食生活、生活環境を考えていない

ある土地に住む人は古来住み着いてきた土地の自然状況や作物などに適した遺伝子を持つようになります。その土地の気候や食物に適さない遺伝子を

持った人は自然淘汰されてきたはずです。
健康に生きていくためには、日本人の遺伝子に適した、日本人が創り上げてきた食生活や生活環境が必要です。無理矢理に卵や乳製品、油脂多用の日本人に適さない食生活にさせようとすると、体に合わない物質を感じ取り、それを避けようとアレルギーを起こし始めます。アレルギーの人たちは、その状態を敏感に感じ取ることができます。アレルギーの人たちは、１台数千万〜１億円の高価な検査装置・センサーと同等の能力を持っているすごい人たちです。

❸食物アレルギーは食べて起こるものと間違って定義してきた

食物に対するアレルギーは食べて起こるだけでなく、接触や吸入によっても起こります。食物の接触や吸入による食物アレルギーをまったく考慮せず、狭い視野で食物アレルギーを見てきたため、正しいアレルギーの病態を把握できていません。私は、生活全般にわたる問診と、家族の食生活を含めた食物日誌、詳細な診察、そして検査の結果から、患者さんたちの状況を把握し、食物アレルギーは接触から始まることを20年以上前から認識し診療に使ってきました。
食物アレルギーの起こり方、病態を確実につかむことから、正しい治療が導き出されます。最近になって、やっと食物アレルギーは接触でも起こすことが認められてきたところです。

アレルギー反応は進化の結果獲得した哺乳動物だけが持っている高度な免疫、つまり生体防衛反応です。アレルギーの人たちは、食事や環境の中の健康を害する毒物（化学物質など）を見つけ、アレルギーを起こして毒物が体内に侵入することを避けています。アレルギー症状だけを抑えるのではなく、アレルギーを引き起こしている原因を見つけて、アレルギーを起こさなくてもいい食生活と環境を創ることによって体全体が健康になっていきます。
このように考え方を変えることで、アレルギーの人たちは、アレルギー疾患を持っている弱い人から、環境や食生活を改善するために人類の進むべき方向性を示してくれる特別な人たちに変身します。

哺乳動物の群れにはセンサーの役割をする個体がいる

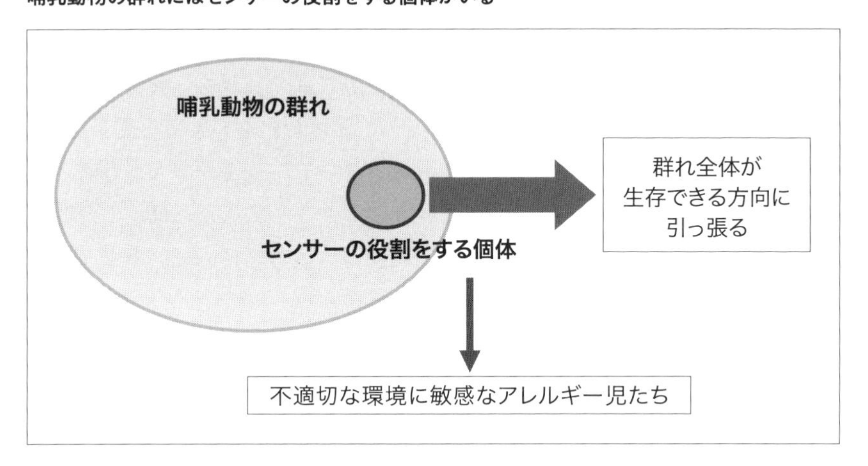

かくたこども＆アレルギークリニックの治療方針

私が行なっている診療はアレルギーだけではありません。食生活や生活環境中にあるさまざまな物質や状態から受ける影響を把握し、健康な状態をつくりだせる手助けをしています。臨床環境医学という手法です。とくに小児では、子どもが持っている能力を最大限発揮し発達でき、免疫・アレルギー、内分泌、神経の健全な発達を促すように治療しようとしています。

そのために、次のことに重点をおいています。

①環境中、食品中の原因となる物質を見つけ対策をとる
②アレルギーを激化させ、発達に影響を与える化学物質や薬剤を極力避ける
③日本人として持っている素質（遺伝子）に合った食生活・生活環境を築く
④アナフィラキシーの発病を予防するために予測の医療を行なう

アレルギーの状態、現在の生活環境や食生活、化学物質への曝露状態から、これから起こりうるアレルギーを予測して対策を指導しています。

かくたこども＆アレルギークリニックの治療方針

子どもが持っている能力を最大限発達・発揮できるように治療する
免疫（アレルギー）、内分泌、神経の健全な発達を促す

そのために

1） 環境中、食品中の原因となる物質を見つけ対策をとる
2） 発達に影響を与える薬剤や化学物質を極力避ける
3） 日本人として持っている素質（遺伝子）に合った食生活・生活環境を築く
4） アナフィラキシーの発病を予防するために予測の医療を行なっている。
アレルギーの状態、現在の生活環境や食生活、化学物質への曝露状態から
これから起こりうるアレルギーを予測して対策を指導している

環境からみたアレルギーの治療法

食環境

● 放射線、ダイオキシン、PCB、有機塩素系化学物質、有機リン系化学物質、ネオニコチノイド系殺虫剤、有機水銀、有機スズ、ヒ素など免疫を低下させ神経を過剰興奮させる化学物質で汚染された食品を避ける
● 女性ホルモン作用・抗男性ホルモン作用を有した化学物質、女性ホルモンを含む食品の摂取を避ける
● トランス脂肪酸、硬化油脂（食用加工油脂）の摂取を減らす
● 食物繊維・ビタミン類・抗酸化物質を多く食べる

日本という
土地・生活環境に適した
食べ方・暮らし方を
つくり出す

生活環境

● 空気・水・土の汚染を減らす努力をする
● ホルムアルデヒド・室内揮発性化合物VOC・有機リン系殺虫剤・有機塩素系殺虫剤・合成洗剤（界面活性剤）・タバコ煙等による室内汚染を減らす
● ディーゼル車排気・除草剤など外気中の化学物質汚染を避ける
● 揮発・溶出する化学物質が含まれる合成樹脂・ワックスなどの使用を控える
● 寝具を洗って掃除機をかけ、ダニ・花粉・カビ・動物抗原・土ほこり（ダニ・カビ、化学物質などを含む）などの影響を受けないようにする

これらは同時に、神経・行動・情動の正常な発達をうながす

第1章

アナフィラキシー

はじめに——アナフィラキシーの治療目標

アナフィラキシーが起こると、進行が早い場合は発病後30分以内に気道が閉鎖し呼吸不全を起こしたり、循環不全（この状態をアナフィラキシーショックといいます）を起こしたりするため、病院に搬送される前に死亡、または、治療できない状態になってしまいます。最初の30分間を何とか乗り切れば、その後は回復していく可能性が高くなります。

残念ながら、先に述べた私が経験したアナフィラキシー死亡例は、３例とも症状の進行が急激で、発症から意識喪失、循環不全、呼吸不全の状態になるまでに数分であり、エピペンなどの救急処置は間に合いません。使うタイミングがありませんでした。また、使ったとしても効果は少ないでしょう。

そのため、アナフィラキシーの最良の治療は、アナフィラキシーの発病を予防することと考えています。

治療目標の２番目は、万が一アナフィラキシーが起きてしまったときには、病院に搬入し治療する時間をつくるために、その進行を遅らせることです。

食事や化学物質などに日ごろから注意し、環境整備を実施して、アナフィラキシーが起こってしまった場合に、アナフィラキシーがゆっくりと進行し、治療できる場所（医療機関）にたどり着くまでの時間をつくることが予後を良くさせます。呼吸、循環、意識がいい状態で病院にたどり着ければ予後はとても良くなります。

1- 1　アナフィラキシー／アナフィラキシーショックとは

死亡することまであるアナフィラキシーショックとはどんな病気なのでしょうか？

アレルギー反応は、外界から自分を守るための免疫機能の一つです。しかし、何かの原因で反応に歯止めがかからなくなり、過剰な反応を起こすと、さまざまなアレルギー症状が起こります。アレルギーが暴走し、全身にさま

図表1　食品起因アナフィラキシー症例の生まれた年（1986〜2000年発症154例：男86例・女68例）

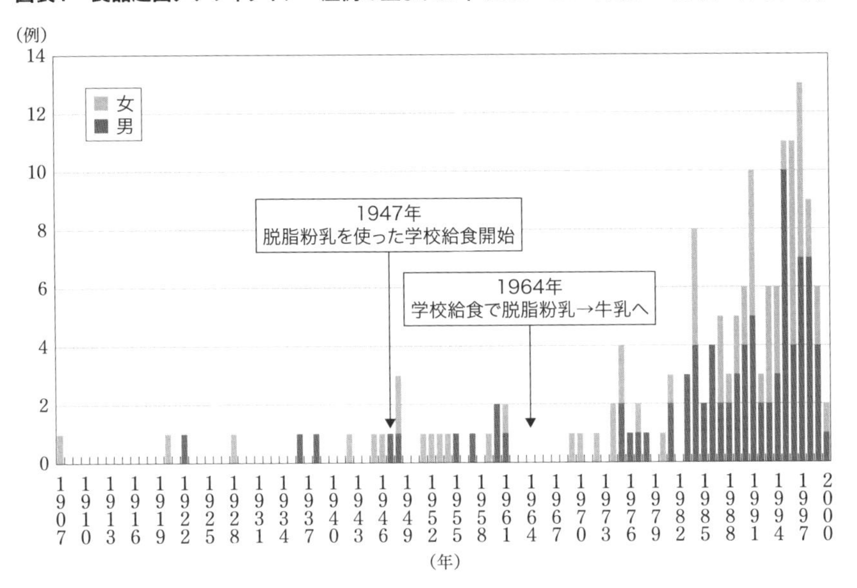

ざまなアレルギー状態が急激に起き、自らの生命を断つような状態にまで至ってしまう場合がアナフィラキシーといわれる疾患です。

1970年以降に生まれた子どもたちでの発病が増えています（図表1）。この時期は、学校給食で出されていた脱脂粉乳が牛乳に変わり、小麦の消費量が増え、油脂の使用量が現在の消費量と同じレベルになった時期です。

アナフィラキシーの原因は、成人では蜂刺されや薬品、輸血などが多いのですが、食品は全年齢で原因となります。

アナフィラキシーは、原因となるものを「食べる」「触る」「吸い込む」「注入される（虫刺され、薬剤など）」などによって体内に入れてしまった後に、突然、短時間のうちに進んでしまう全身の反応で、アレルギーの暴走と考えることができます。

血圧が下がり、生命の危機を伴うときはアナフィラキシーショックといわれます。アレルギー疾患の中で最悪の病気です。

アナフィラキシー症状の進行段階

アナフィラキシーは図表２のような症状の一部、または全部が多少の時間差で起こります。

じんましんのように皮膚の表面だけでなく内部臓器で起こるので全身がむくみ、腫れ上がります。呼吸器や消化器、神経系、循環器など内臓臓器も腫れるため機能異常を起こし、さまざまな症状となります。

これらの症状は、原因物質との接触の後、

①早い場合は数分から、多くは30分から２時間ほどで始まり数時間で終息していく即時型（はっきり型）および、それに続く遅発型の場合と、

②５～６時間以上経てから始まり数日続く遅延型（かくれ型）の場合が混在して起こります。

重症な場合には①の反応が短時間に急激に起こり、病院到着の前に致死的な状況になってしまうことがあります。

図表2　アナフィラキシーの症状

アナフィラキシー	アレルギーの暴走

全身の臓器が浮腫（むくみ）を起こし、機能失調になった状態

アナフィラキシーの症状
じんましん、最初に顔面蒼白、全身の紅斑・紅潮（赤くなる）
全身の浮腫（むくみ）
吐き気、嘔吐、下痢・腹痛、血便
咳、喘息、喉頭（のど）の浮腫（むくみ）、呼吸困難
胸痛、動悸、不整脈
めまい、頭痛、血圧低下
意識喪失・意識混濁、けいれんなど

運動をすることで起こる→運動誘発性アナフィラキシー

アレルギーのある食品を食べた後に運動をすることで起こる
→食物依存性運動誘発性アナフィラキシー

①じんましん（蕁麻疹）

多くの例で、じんましんがアナフィラキシーの始まりとなります。

体の柔らかいところ、たとえば、唇、まぶた、首、肘の内側、ひざ裏などが赤みとともに薄く盛り上がり、地図状に広がっていきます。アレルギー反応が強い場合は口の粘膜から吸収され、口の周りや頬からじんましんが急速に始まります。広がると隣のじんましんとくっついて大きくなっていきます。目にじんましんが起きると、白目の部分がゼリー状に腫れ上がり、黒目の部分がゼリー状のものの中に埋まってしまいます。

食べたものが血液の中を流れ、皮膚に到達してじんましんになる場合と、皮膚に直接原因物質が接触し、皮膚から吸収されてじんましんになる場合があります。かゆみがあるはずですが、激しいアナフィラキシーの場合は他の具合の悪さで隠されてあまりかゆみは目立ちません。

②全身の浮腫（むくみ）・紅潮、または体の一部の浮腫（むくみ）

皮膚の表面よりもっと深い臓器が腫れて皮膚の表面は赤くなります。ただし、病気の初期は「赤みが目立たず」「青白くむくむ」ことがあります。時間の経過とともに赤くなっていきます。

じんましんが、皮膚表面の症状であることに比べて、浮腫は全身性で、皮膚のより深い場所での症状であり、アナフィラキシーであることを認識するきっかけとなります。食物が原因の場合には、「口唇がタラコのように腫れ上がる」ことがあります。

③吐き気、嘔吐、下痢・腹痛、血便

原因となる食品を食べると、口の中の粘膜や腸の粘膜が腫れあがるため、さまざまな消化器の症状が起こります。食べた直後に何か変な味を感じることがあります。しばらくすると吐き気が起こり、原因食物を吐き出します（年少の例で多い。大人は吐き出すことが少ない）。吐き出すことができると、以後の症状が軽くなる場合があります。

また、多くの場合には腹痛が起こり、下痢となります。下痢して原因物質を体外に排泄することによって、体を守ろうとします。アレルギー症状が強

く粘膜の損傷が強いときは、血便が起こることもあります。

④咳、喘息、喉頭の浮腫（むくみ）、呼吸困難

鼻の粘膜、喉や気管・気管支の粘膜が腫れるため、空気の通り道が狭くなり、呼吸が苦しくなります。咳が出て気管支喘息の発作を起こしてしまいます。

声帯が腫れて声が急にかれてしまうこと（嗄声）があります。喉の奥が腫れると呼吸が急にできなくなることがあります（喉頭浮腫、クループ）。

肺の酸素を体内に取り入れる場所（肺胞の粘膜）が腫れると酸素の取り入れが悪くなり、血液中の酸素濃度が減り、息苦しさを起こします（呼吸困難）。

⑤胸痛、動悸（どうき）、不整脈

肺の中が腫れると胸痛を起こすことがあります。心臓もむくみを起こしたり、心臓を支配している神経の働きが変調を起こしたりすると動悸を覚え、重篤な不整脈を起こすことがあります。

⑥めまい、頭痛、血圧低下（アナフィラキシーショック）

神経系統の働きがおかしくなったり血圧が下がったりすることで、めまいが起こります。脳が腫れたり、酸素濃度が下がったりするために頭痛が始まります。

全身の血管がいっきに広がるために血圧が下がってしまいます。進行が速い劇症型のアナフィラキシーショックの場合、全身が赤く腫れる前に急激に血圧が低下して循環不全となり、死亡する場合があります。アナフィラキシーショックとはわからずに、心臓麻痺や不整脈死とされてしまうことがあると思われます。

血圧の低下時期を乗り越えると全身が赤く腫れあがり、アナフィラキシーが疑われるような状態になります。

⑦意識喪失・意識混濁、けいれんなど

脳の神経の働きがおかしくなり、血圧が下がるため意識が悪くなります。

また、わけのわからないことを言い、ひどい場合はけいれんを起こしてしまいます。

⑧死　亡

そして、最悪の場合は呼吸困難・血圧低下のために、呼吸停止・心停止となります。

アナフィラキシーが運動によって起こされた場合には、運動誘発性アナフィラキシーといわれます。

運動誘発性アナフィラキシーが、原因食物を食べた後に運動して起こる場合には食物依存性運動誘発性アナフィラキシーとよばれ、中学生から高校生、40歳前後の成人で多く、小麦（パンに使う強力粉に含有が多いグルテンやグリアジンが原因となります）やエビなどの甲殻類などが原因となります（48ページ参照）。

1- 2　アナフィラキシーを起こした時の現場での対応

重症で急激に進行するアナフィラキシーを起こした場合、対応が迅速で適切であれば生命を守ることができます。命にかかわる症状は、突然起こる呼吸困難（のどが腫れて呼吸ができなくなってしまう喉頭浮腫、気管支喘息、吐き出したものでの窒息）と、血圧の低下（ショック）・けいれん・不整脈（脈が乱れ脳に血液が送れなくなります）です。これらは発病初期数十分以内に起こり、その後、回復してきます。

この時期をなんとか乗り切ることができれば、予後は良くなります。この時期に酸素を脳に送れない時間が長ければ脳や各臓器は不全状態となり予後は悪くなり、最悪の場合は死亡します。

①原因を取り除く

アナフィラキシーを起こしたとき、またはアナフィラキシーに進行することが強く予想されるとき、まずしなければいけないことは、原因となるものを取り除くことです。

食べ物が原因と考えられる場合は、食べたものを吐き出す、または、吐き出させることです。年少例の多くの場合は、食べた本人が吐き出してしまいます。

吐き出せない場合は、腹部に手を当てて軽く押しつけ、喉に指を入れて吐き出させることもできますが、原因食品が吐いた物の中に入っているため、もしこれを気管に吸い込んでしまうと急激に呼吸困難が進行します。もし、吐き出させるときは、吐物が気管に吸い込まないように下向きの体位にします。

具体的には寝転んで体を横に向ける（顔だけ向けてもだめです）か、かがみ込ませて顔を下方に向けます。吐いた物を気管内に吸い込んでしまう可能性が高い場合（アナフィラキシーがかなり進行し、気道が狭くなり呼吸が苦しいとき、意識がない、または、意識か低下して朦朧としているときなど）には、無理に吐き出させないほうがいいでしょう。

接触した物で起こったことが考えられる場合（ゴムへの接触など）は、その物質を即座に拭き取るか、洗い流さなければいけません。

②人を呼び集める

これから先、何が起こるかわかりませんので、周囲にいる人をできるだけ多く呼び集めます。

③寝かせて安静にさせる

原因を取り除いたら衣服をゆるめ、仰向けまたは横向きにして寝かせます。

意識がおかしいときは血圧が下がってきている場合があります。足の下に何か物を置き、両下肢全体をやや高くすると、足の血液が体のほうに回って血圧が少し改善します。

④薬を飲む

薬が飲める状態なら、準備していた薬を飲みます（気管支拡張剤、抗アレルギー剤、抗ヒスタミン剤、アナフィラキシー対策のために常備していた副腎皮質ホルモン剤など）。

これらの飲み薬は、今ある症状を改善させるためではなく、これから起こる、または悪化するかもしれない症状を予防するためです。

ただし、症状が重症な場合は、吐き気があるため飲んでも吐き出してしまうか、意識状態が悪く飲めない場合があります。気管に薬が入ってしまうような状態のときは、無理に飲ませることはやめます。

⑤エピネフリン（エピペン®）の自己注射

何回もアナフィラキシーを繰り返す場合は、事前に医師と相談のうえ、エピネフリン（アナフィラキシーの症状を改善させるために必要な交感神経刺激剤）を自分で注射できるように訓練しておくことも、必要になります。

自己注射用の携帯装置（エピペン）は林業従事者のハチ刺されによるアナフィラキシーショック予防のため輸入され、一部で使われてきましたが、2005年４月から、日本国内で販売が開始されました。医師に処方してもらったエピネフリン自己注射用の携帯装置を持っていれば、アナフィラキシー発症時に適切な判断のもとに使うことができます。

ただし、いつ使うか、一回に使う量はどのくらいかなど、正しい使用方法に習熟しておく必要があります。小児では、使用の決定をする人が周囲の大人（養護教諭、保護者など）となります。しかし、保護者以外の大人が、学校や保育所、幼稚園で使用することは非常に難しく、現在、私のクリニック（以下、当院）では小児への処方はありません。

アナフィラキシーの最良の治療は予防であり、予防に力を注ぐ必要があります。また、発病しても進行が遅くできれば、深刻な事態になる前に設備が整った医療機関にたどりついて専門的な治療ができます。そのためには、常日ごろからの食事や生活環境の整備が必要です。

2013年７月、日本小児アレルギー学会アナフィラキシー対応ワーキンググループは、「一般向けエピペンの適応」を発表しました（図表３）。エピペンを処方されている患者がアナフィラキシーショックを起こしている疑いがあるとき、表のような症状の１つでもあればエピペンを使用すべきとしています。

図表3　一般向けエピペンの適応（日本小児アレルギー学会）

エピペンが処方されている患者でアナフィラキシーショックを疑う場合、
下記の症状が1つでもあれば使用すべきである

消化器の症状	繰り返し吐き続ける、持続するがまんできないお腹の痛み
呼吸器の症状	のどや胸が締め付けられる、声がかすれる、犬がほえるような咳、持続する強い咳き込み、ゼーゼーする呼吸、息がしにくい
全身の症状	唇や爪が青白い、脈を触れにくい、不整脈、意識がもうろうとしている、ぐったりしている、尿や便を漏らす

2013年7月24日　日本小児アレルギー学会アナフィラキシー対応ワーキンググループ

しかし、医師でさえ判断が難しいエピネフリン（エピペン）の使用を、教師や保育士、養護教諭が判断することは非常に難しいと思われます。呼吸器の症状はまだしも、消化器症状や全身の症状の中にはアナフィラキシー以外が原因で起こりうる症状もあり、エピペン使用により、かえって病状が悪化する場合もありえます。

エピペン使用の前提には「アナフィラキシー」であるという正確な診断が必要ですが、医学の専門家でない一般の人、さらには保護者以外の人ではアナフィラキシーであるかどうかの判断が非常に困難です。アナフィラキシーに関する講演会を開いた際、会場に来ていたエピペンを使った経験がある人から聞いた話は、アレルギー症状が少しでもあればエピペンを使ってほしいと言う家族の要望で、軽いアレルギー症状があったときに使い、すでに数回以上使っているとのこと。エピペンは、簡単に繰り返し使う薬剤ではありません。

ただし、エピペンは、アナフィラキシーを起こしたときに、死亡を阻止するためではなく、症状を軽減して進行を遅らせることに役立ちます。

⑥気管支拡張剤の吸入

呼吸困難を伴う場合は、気管支喘息発作を予防・軽減させるため、気管支拡張剤の吸入をします。吸入は吐き気があっても使えるため、アナフィラキシーを起こす人はあらかじめかかりつけの医師に相談して使い方を練習しておくといいでしょう。

アナフィラキシーのように口から薬が飲めない重症の病気のときは、吸入薬を使うことによって気管支粘膜から薬が吸収されて即効果を期待できます。ただし、事前に使う薬剤にアレルギーがないことを確認しておく必要があります。エピペンの使用でも、気管支は拡張し浮腫が軽減するので、エピペンの効果がでれば気道症状は軽くなります。

⑦病院への搬送

アナフィラキシー症状がどんどん進行する場合は、即、病院に向かいます。ただし、この場合はなるべく２人以上同乗してください。１人は運転手、１人は介護に当たります。

重症な場合、１人しかいない場合は救急車を利用します。

⑧周りの人たちの心構え

周りの人たちは、患者さんからは絶対に目を離さずにいること。急激に進行して、呼吸ができなくなったり、意識が無くなってしまったりしたらすぐに救急処置が必要になります。

⑨救急蘇生

アナフィラキシーを起こし重症な場合、脳組織やその他の臓器に血液が行かなくなる状態が20〜30分続きます。５分以上脳への酸素供給が途絶えれば、回復は見込めなくなるわけです。つまり、この状態から抜け出るためには、人工呼吸と心マッサージしかありません。

呼吸ができない、または呼吸をしていない時は人工呼吸を開始します。脈が触れず、意識がなくなってしまった場合は心マッサージが必要です。

他の病気と違って、この数10分を乗り切れば症状も回復し、意識も出てくる可能性があるため、救急蘇生がうまくできるかどうかが、その後の経過を左右します。

心臓停止や重篤な不整脈（心室細動など）の場合は、AEDを利用します。

■じんましんからアナフィラキシー発病を疑う判断

じんましんは、皮膚の表面の症状です。皮膚の狭い範囲だけでアレルギーが起こり、安静にしていてじんましんが消えてくればいいのですが、じんましんはアナフィラキシーの始まりのことがあり、その後の観察が必要です。

次のような場合はじんましんからアナフィラキシーに進行していく可能性があり、早急に病院を受診する必要があります。

①息苦しく、呼吸困難が始まったとき（気管支喘息発作の合併）
②意識がだんだん遠くなっていき、気を失ってしまったとき
③血圧が下がり、脈を触れにくくなったとき、または脈が乱れてきたとき
④全身がむくみ、全身に赤みが出てきたとき
⑤吐き気や下痢がひどいとき

（詳細なじんましんの対応は後述します。177ページ参照）

■エピペンを使うタイミング

もともとエピペンはハチに刺されたときにアナフィラキシーショックを軽減し、病院にたどり着くまでの時間を稼ぐために製品化されたものです。

ハチに対するアレルギーがある人がハチに刺されたときは、アナフィラキシーショックを起こす可能性が高いため、即、エピペンを使用し、病院に搬送されます。症状が現れる前に使うため、有効性が高くなります。

ところが、食物アナフィラキシーで使う場合は、いつ使うかの決定がとても難しいのです（図表4参照）。

食物アナフィラキシーの場合、食物に対するアレルギーがある人が、アレルギー原因食品を食べたことを確認する必要がありますが、食べたことの確認が困難です。また、食べた量や加工度によって発病するかどうかが変わるため、アナフィラキシー症状の進行があることを観察する時間が必要になります。

したがって、ハチ刺されでエピペンを使う場合に比べて、エピペンの使用は遅れます。また、数分で急激に進行していくアナフィラキシーには使用するタイミングがありません。

エピペンを過信せず、アナフィラキシーが起こることを未然に防ぐことが、一番大切です。

図表4　エピペンを使うタイミング

食物アナフィラキシーではいつ使うか決定が難しい

ハチ刺されの場合	食物アナフィラキシーの場合
ハチに対するアレルギーがある ハチに刺された →即、エピペンの使用	食物に対するアレルギーがある アレルギー原因食品を食べた ――食べたことの確認が難しい アナフィラキシー症状の進行がある ――経過観察をする時間が必要 →エピペンの使用は遅れる →急激に進行するアナフィラキシーには使用するタイミングがない

1-3　アナフィラキシーの死亡例

私の体験例から

私が体験したアナフィラキシー死亡例を紹介します。個人情報保護のため、詳細はお伝えできませんが、発病後の時間の経過がわかるように紹介します。

症例1　12歳男子、運動誘発性アナフィラキシーショック

198＊年５月、３時間目の体育の授業中、リレーで200mを１回走り、５～６分後50mを走って次の走者にバトンを渡した直後、前のめりにドタッと倒れた。意識なし。チアノーゼあり。心マッサージ、人工呼吸しながら当院へ搬入。

搬入時意識なく心停止（心室細動）、呼吸停止。気管内挿管し、人工呼吸、心マッサージ、酸素投与等にて蘇生試みたが反応せず、３時間後死亡。解剖ではアレルギー以外の死因につながる所見なし。IgE（アイジーイー）RASTは、ダニ、スギ花粉、カモガヤなど陽性。

注）IgE RASTとは、即時型のアレルギー反応を調べるための検査です。食べたり、触

ったり、吸い込んだりした後5～30分で始まり、数時間で終わるアレルギーの有無を調べることができます。

症例2　15歳男子、食物によるアナフィラキシーショック

199＊年5月、チョコレートの入った菓子パンと缶コーヒーを摂取5分後、アナフィラキシーショック発病。救急車にて搬入時、意識なし、脈は触知せず、呼吸はわずかにあり。心電図モニター上、心臓はわずかに動いていたが、数分後に心停止となった。

じんましんや浮腫は、はっきりせず、喘息発作状態。5分後心臓が再び動きだしたが、その後、けいれん出現、全身の浮腫が出現。肺水腫（肺のむくみ）、脳浮腫（脳のむくみ）あり。IgE RASTは、ダニ、カモガヤ花粉、スギ花粉、小麦、卵白、牛乳、コーヒー、チョコレートなど陽性で、食べたパンとコーヒーのアレルギーあり。

治療中、抗生物質に対するアレルギーあり。第5病日に脳波平坦となり、第20病日、死亡。

症例3　4ヶ月男児、卵と猫への接触によるアナフィラキシー

199＊年10月、猫がいる実家に帰省。母は朝食に生卵をご飯にかけて食べ、温泉卵を食べ授乳。その後、母親は買い物に出かけたが、母親が帰宅すると、患児はベッド上でうつぶせになり、顔色は紫色になり呼吸をしていなかった。救急車で搬送された。来院時、心臓呼吸停止状態。

気管内挿管、心マッサージ、薬剤投与にて、すぐに心拍再開した。鼻粘膜は腫脹し、水様の鼻汁が見られた。その後、四肢、体幹、顔面に発赤と浮腫が出現。発症6日目、脳浮腫著明、意識や自発呼吸なく、発病3週間後に死亡。

IgE RASTでは猫皮屑、卵白陽性で猫と卵にアレルギーがあった。

3例とも、経過が急激でエピペンを使用するタイミングはありません。もちろん3例とも、原因物質を知らない状態での発病ですから、エピペンを準備することはできませんが、もしアレルギーがわかっており、エピペンを持

っていたとしても病状の進行がはやいため、エピペン使用のタイミングは難しいでしょう。

多くの医師はアナフィラキシーショックによる死亡例を経験していません。アナフィラキシーショックによる死亡例を経験したかどうかが治療方法を大きく左右させます。

「食べて治す」という治療が報道などで世間に知られ、きちんとした食事療法をしなくても適当に食べていればいいという風潮がここ数年広がっています。アナフィラキシーショック死亡例を経験したことがない場合、適当に食べさせることでアレルギーが治っていくという暗示にかけられてしまいます。そして事故が起きます。2012年調布市で起きたアナフィラキシーショック死亡例の事故は、食べ物のアレルギーで死亡することがあるということを再認識させてくれました。

東京都調布市で起きたアナフィラキシーショック死亡事故

2012年11月、調布市の小学校で11歳の女児が給食でアレルギーの原因食品を含むチヂミを食べ、アナフィラキシーを起こして死亡しました。

その経過を新聞に報道された記事から拾ってみると、

12：15－50　給食　お代わりでチーズ入りチヂミ食べる
13：25　教室清掃中気持ち悪いと訴える
　　担任がエピペンを使うかどうか本人に聞いたが使用せず
13：26　養護教員がおぶってトイレに運び介護
13：29　救急車要請
13：36　校長がエピペン注射
13：40　救急車到着し、病院へ搬送
16：29　死亡確認

この例でもわかるように、最初は原因食品を食べたかどうかがわかりませんでした。担任の先生がエピペンを使用するかどうかを本人に聞いていますが、この時点では意識もあり、使用はできなかったでしょう。
校長先生が見たときは意識もおかしく、全身状態も悪く、アレルギーがある食材を食べたことも認識されていたと思われ、この時点でエピペンを使うことは適切です。しかし、エピペンを使ったにもかかわらず死亡しました。

エピペンは、私が経験した死亡例では経過が速く、使うタイミングがありません。反対に、エピペンを使うタイミングがあるような症例は、死亡前に病院に到着しており、十分な医療設備がある場所でエピネフリン（エピペンの内容薬）を使うことができます。とくに、当院で食事療法や環境整備を実施している患者さんでは、アナフィラキシーを起こしても進行が遅く、病院に到着後、徐々に症状が現れていく例がほとんどです。エピペンを持ち歩かなくて、病院に早く着けば十分な医療設備と医療スタッフのもとで治療ができます。
したがって、現在、当院で診療している小児にはエピペンを処方していません（当院で治療開始後にアナフィラキシーを再発する例はほとんどありませんので、必要がありません。誤食した場合も症状の進行がゆっくりなため、病院に来て経過観察しながら治療することができます）。

エピペンは、使えばアナフィラキシーの進行を遅くすることができます。しかし、食物アナフィラキシーによる死亡を予防することに対する効果は疑問です。エピペンで使われるエピネフリンという薬は強心剤であり、劇薬です。一般の抗ヒスタミン剤のように安易に頻回に使う薬剤ではありません。
また、エピペン使用時は皮膚の清拭もしないため、感染の可能性もあります。命の危機が迫っているときに緊急的に使う器具です。そのような状態に陥ること自体が問題です。
「エピペンを使えばアナフィラキシーによる死亡が回避できる」という怪しい風潮に惑わされず、アナフィラキシーが起こることを予防することに力を注いでください。

1- 4　アナフィラキシーの症状は2相性に起こる

アナフィラキシーの反応は２相性（症状が２回にわたって強くなる）に起こります。数時間後に即時型の反応がおさまった後も安心せずに、数時間後から始まる遅発型や遅延型の反応（かくれ型）に注意をはらってください。

一度おさまったアナフィラキシーの症状が再び出てきたとき、尿の出かたが悪いとき、意識がおかしいときなどは注意が必要です。

1- 5　アナフィラキシーを起こす前の既往歴

アナフィラキシーを発病する前にどんな病気にかかっていたのでしょうか？

初回のアナフィラキシーを起こす前のアレルギーの既往は、０歳ではアトピー性皮膚炎が、１～11歳ではアトピー性皮膚炎と気管支喘息、12～20歳では、さらにじんましんやアレルギー性鼻炎が多く、21～77歳ではじんましんが最多でした（図表５）。

小児では、アトピー性皮膚炎や気管支喘息があり、それらが軽くなってくると起こす可能性が高くなります。大人ではじんましんやアレルギー性鼻炎にかかっている人が多くみられました。

過去にアレルギーの既往がなく、いきなりアナフィラキシーを起こした例は、０歳で33.3％、１～11歳で9.8％、12～20歳で5.9％、21～77歳で13.0％でした（図表６）。つまり、アレルギーがないと思っていた人が、いきなりアナフィラキシーを起こす例が低年齢ではかなりいるということです。大人でも、今までまったくアレルギー疾患を経験したことがない人がいきなり発病しています。

つまり、これは誰でもアナフィラキシーを起こす可能性があることを示しています。

図表5　アナフィラキシー症例の既往歴（1986～97年外来アナフィラキシー109例）

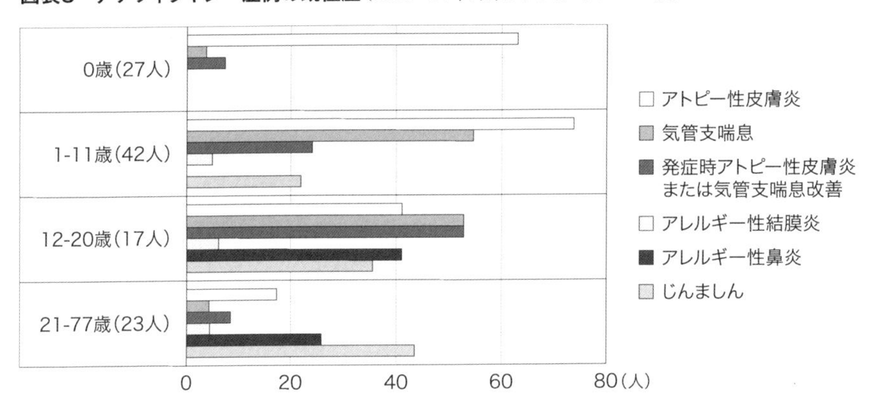

図表6　アレルギー疾患初発がアナフィラキシーの例（1986～97年外来アナフィラキシー109例）

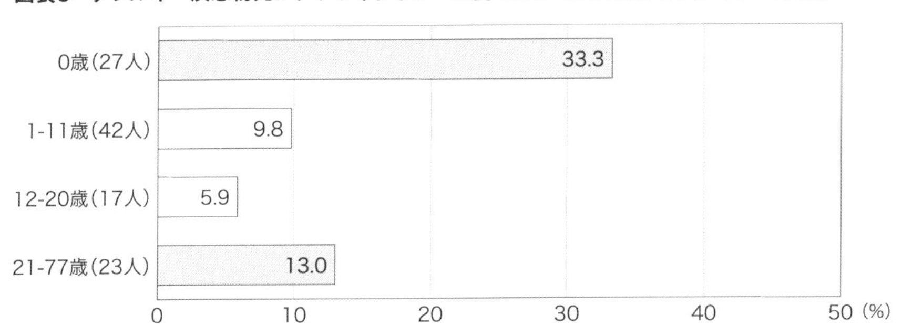

1-6　アナフィラキシー発症前後の食事指導と食事療法

実施の状況

アナフィラキシーを起こした患者の食事指導および食事療法実施の有無をみると、多くの例では原因食品にアレルギーがあることをわからずに食べています（図表7）。

これらの例では、事前に検査してアレルギーがあることがわかっていれば、アナフィラキシーは未然に防ぐことができます。アレルギーがあることをわ

図表7　アナフィラキシーを起こした時の食事指導および食事療法実施の状況（109例）

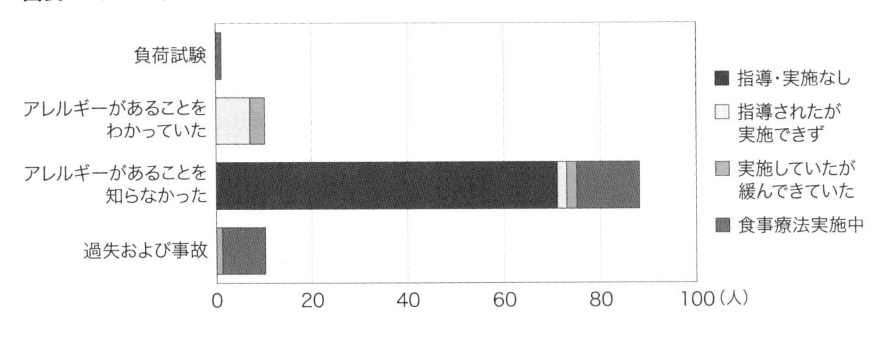

からなかった例のなかに食事療法中の例がありますが、これはアレルギーがわかっていて食事療法をしていたが、他の別の原因でアナフィラキシーを起こした例です。

過失、事故例は、食事療法実施中に間違って食べてアナフィラキシーを起こした例です。

アレルギーがあることがわかっているにもかかわらず、食べ続け、アナフィラキシーを起こした例もあります。現在では、「免疫療法」と称する治療を実施し、多量に食べ続けている例がここに入ります。

発病前の食事療法の有無による重症度の違い

原因である食品がわかっていないため、除去による食事療法の実施がないか、アレルギーがあることはわかっていたが除去による食事療法の実施をしていない例では、経過中に明らかな80㎜Hg以下の血圧の低下があり、重症度が高くなります（図表8）。

「免疫療法」と称して原因食品を多量に食べる治療を行なっている場合で、環境中に原因食品が存在する場合も激しいアナフィラキシーが起こる可能性が高くなります。この状態は、過去に食事療法ができずに食べ続けていた症例と同じ状態です。

図表8　発病前の食事療法の有無による重症度の違い（アナフィラキシー110例）

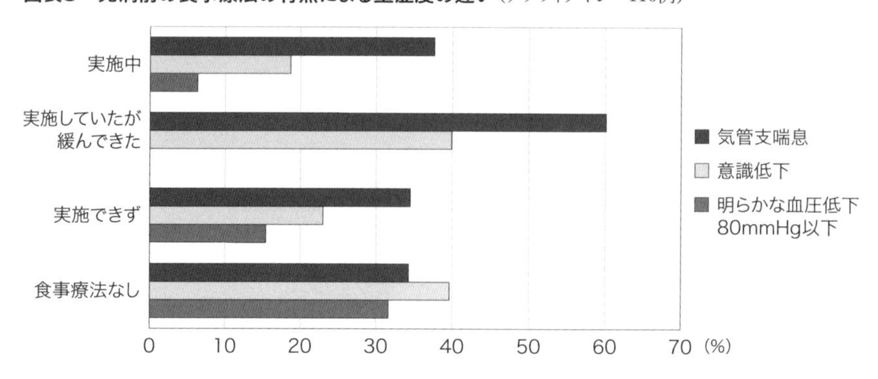

一方、原因食品を除去し食事療法を実施している例では血圧の低下が見られた例は少なく、重症度は低下します。

1-7　アナフィラキシー死亡統計にみる原因と症例

厚生労働省人口動態統計によると、日本全国ではアナフィラキシー死亡例が年間50～70名おり、ハチ刺されや薬物が原因となった死亡例が多くみられますが、毎年４～５名の人は食物が原因で死亡しています（**図表9**）。

図表10は、私が救急病院勤務時に経験した小児の病死77例の年齢別グラフです。

この中に、先にあげた３例のアナフィラキシーによる死亡例の子どもがいます。年齢的には乳児期１例と思春期の２例で、すべて男児です。アナフィラキシーや気管支喘息の死亡例は思春期に多くなります。

図表11は、ほぼ同じ時期に私が関わったアナフィラキシー150症例の年齢別グラフです。

アナフィラキシー発病は低年齢で多く、思春期に増加します。思春期を過ぎると女性が多くなります。

図表9　アナフィラキシー死亡例の原因（厚生労働省人口動態統計より）

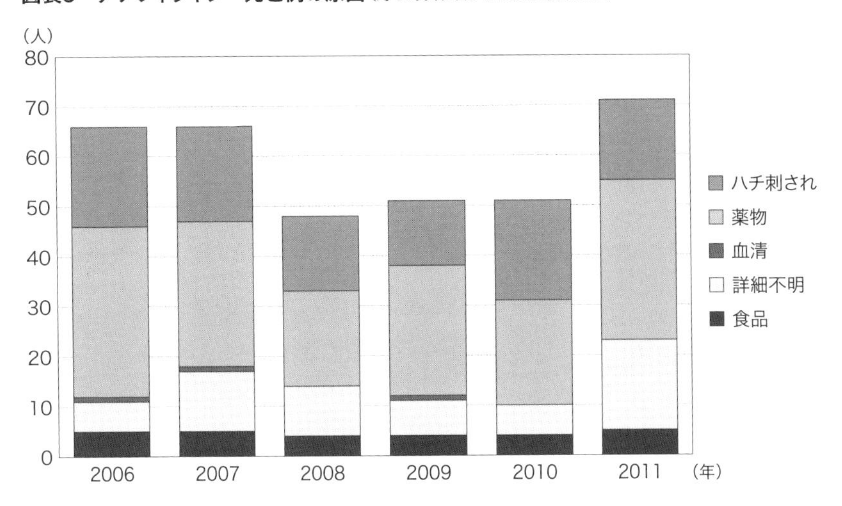

図表10　17歳以下の病死77例の原因（年齢別）（1981～1999年）

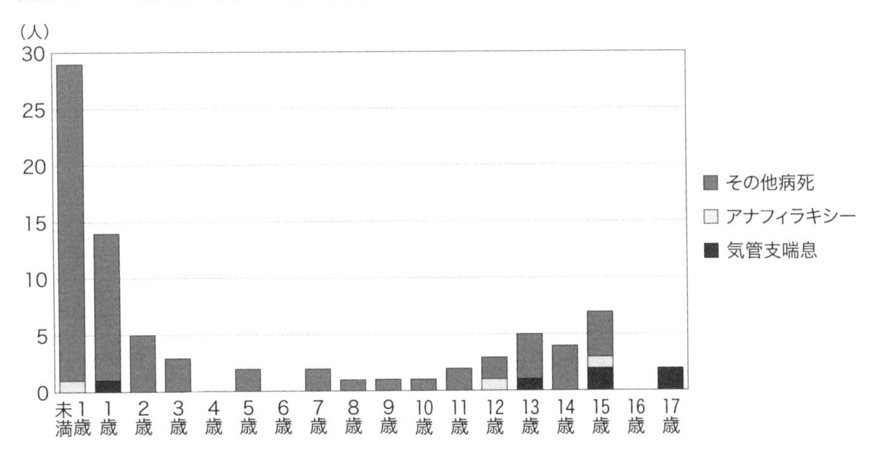

症状が重症で入院を必要としたアナフィラキシー症例でみると、20歳以下にアナフィラキシーが多く思春期後は40歳まで発病が減少し、40歳を超えると再び増加します。その後70歳以降は症例が減ります（**図表12**）。

図表11　アナフィラキシー症例の発病年齢（1986〜1999年アレルギー外来）

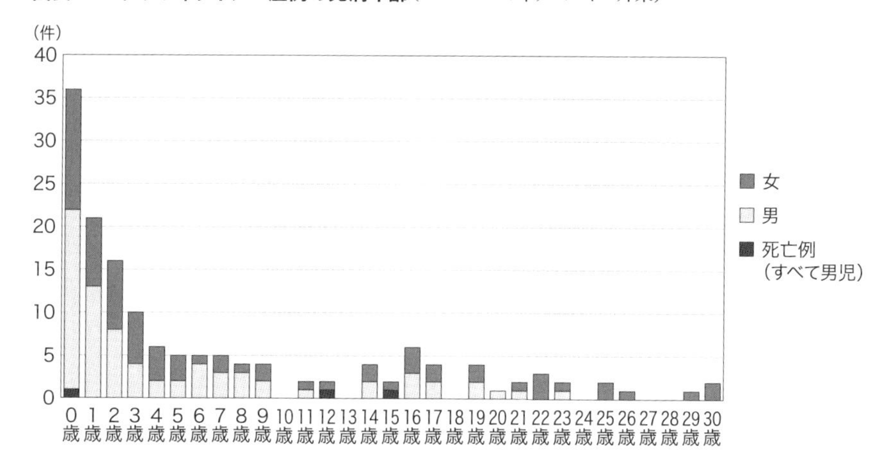

図表12　入院アナフィラキシー症例の年齢分布（1987〜1997年計108件102名）

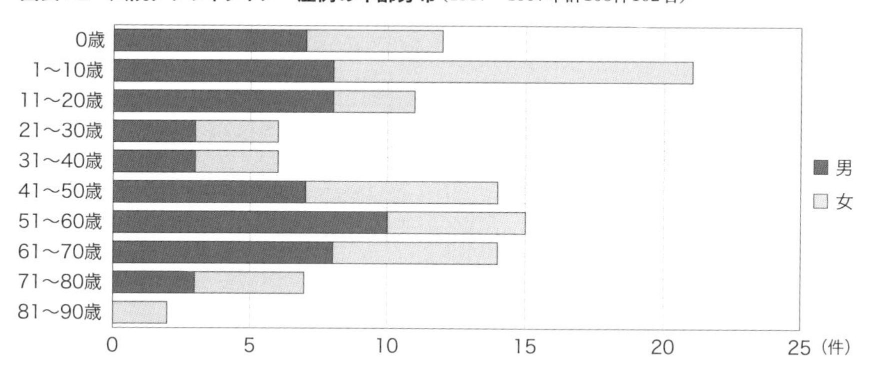

免疫が未発達の小児ではアナフィラキシーを起こしやすく、性ホルモン（とくに女性ホルモン）の分泌が始まる思春期に増加し（男子でもこの時期に女性ホルモンの分泌が始まるため、同様のことが起きます）、性ホルモンが十分に分泌されている壮年期には減少し、性ホルモンの分泌が低下してくる40歳過ぎになると再度増加する傾向があります。

女性ホルモンは、微量ではアレルギーを悪化させ、十分な分泌はアレルギーを調節し、男性ホルモンはアレルギー反応を抑えてくれます。

突然死例の中にアナフィラキシー死亡例が存在する可能性がある

日本全国では、毎年50名ほどの学童・園児の突然死例がいます（図表13)。その約半数が心臓系の病気ですが、解剖までして原因がわからないと「不

図表13　突然死の原因

●**多くの突然死が原因不明**

●**原因がわかる突然死**

1) 心　疾　患——心臓検診により早期発見され、適切な運動処方で予防される
　　原因のわかる突然死の中では最も多い。
　　原因疾患としては虚血性心疾患、心筋炎、特発性心筋症、不整脈など

2) 気管支喘息——夜間に発症が多く、日中の学校生活で問題になることは少ない
　　運動誘発性喘息

3) アナフィラキシーショック——
　　日中に起こることが多い・運動誘発性アナフィラキシーショック
　　原因として認知されにくい。死亡すると解剖してもわからない可能性があり、心臓麻痺や心室細動とされている可能性が高い。

4) 脳　疾　患　クモ膜下出血、脳出血、脳梗塞など

5) 消化器疾患　肝硬変、肝血管腫、胃潰瘍、マロリー・ワイス症候群、イレウスなど

図表14　2012年度　全国突然死例38例の死因

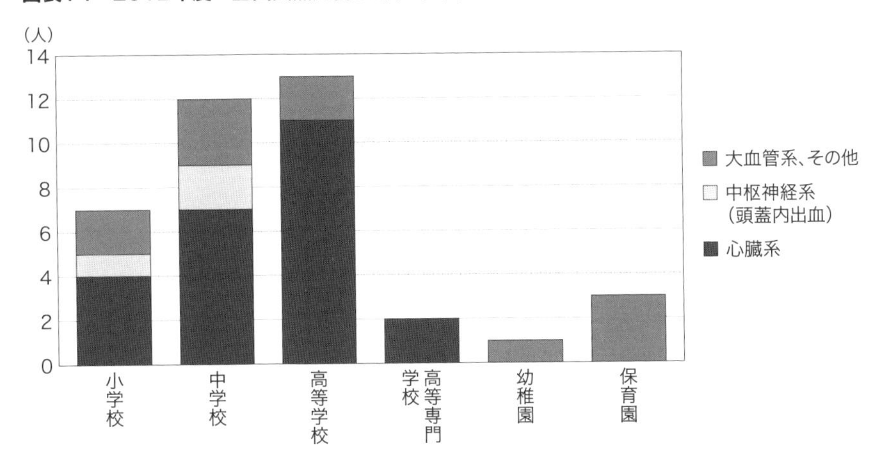

整脈（心室細動など）」と診断されることが多々あります（図表14）。実はこの中にアナフィラキシー例が存在する可能性があります。

2012年の調布市の例では、事前にアレルギーがあることがわかっていましたが、多くの突然死例では、アレルギーの有無や食品の摂取状況は不明のままです。この状況でアナフィラキシーは見落とされます。

1- 8 アレルギーとアナフィラキシー

感作と発病

アナフィラキシーが起こる前に、感作（激しいアレルギーを起こす前の段階）が起きます。原因食品に接触（触る、吸い込む、食べる）を繰り返していると、この食品は危険と体が判断するようになります。これを感作といいます。アレルギーを起こす準備状態です。

図表15　感作と発病

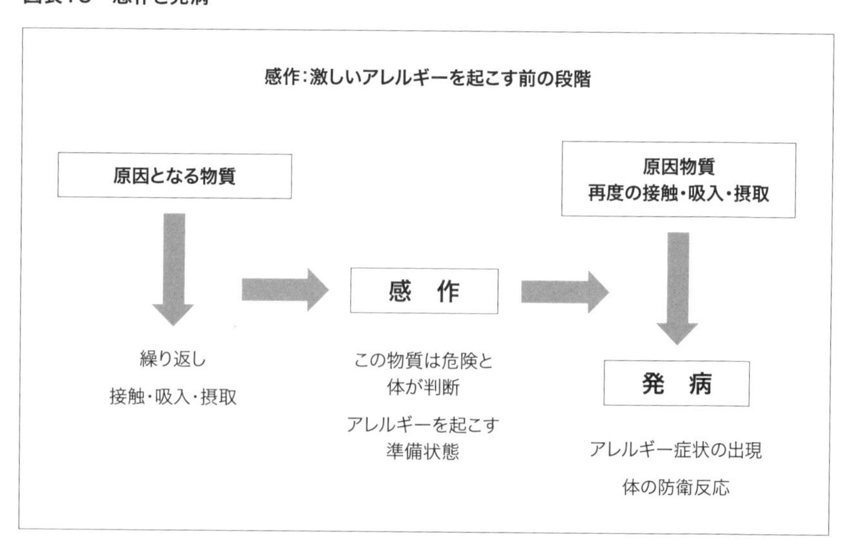

図表16　食物アナフィラキシーの発病　乳児期

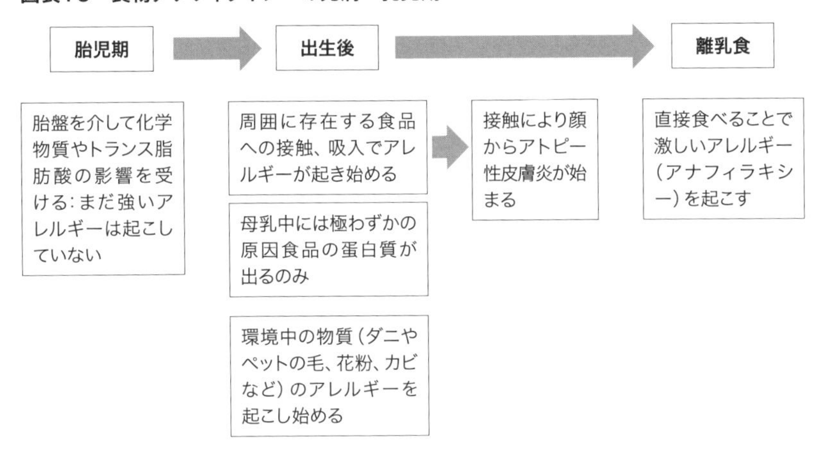

この状態になった後に、原因物質と接触（触る、吸い込む、食べる）すると、アレルギー症状が起きます（図表15）。この症状は、原因食品が体の中に入らないようにするための一種の防衛反応です。咳、嘔吐、下痢、鼻水、くしゃみ、皮膚のかゆみなどを起こして、体外に排泄し、体の持ち主にこの食品は危険という信号を発します。ところが、危険信号を無視して接触を続けると感作状態がさらに激しくなり、アナフィラキシーを起こすようになります。

実際の生活の中では図表16のようなことが起こります。

胎児期には、胎盤を介して化学物質やトランス脂肪酸の影響を受けアレルギーを起こしやすい体質が形成されますが、まだ強いアレルギーは起こしていません。生まれた後、環境中に存在する食品やダニ、ペット、花粉、カビなどに接触して感作が始まります。

乳児期では、周囲に存在する食品への接触、吸入でアレルギーが起き始めます。母乳中には母親が食べた、ごくわずかの原因食品の蛋白質が出るのみで、激しいアレルギーは起きません。母親が原因食品を食べたり調理をしたりすると母親の服に食品が付着し、そこに赤ちゃんの皮膚が接触して感作が始まります。接触した部分はアトピー性皮膚炎を起こし始めます。また、母親が原因食品を食べるとしばらくの間、口から唾液とともに原因食品が飛び散り、赤ちゃんの顔や頭に付着、鼻から吸い込み、肺に吸引して感作、アレルギーを起こし始めます。

そして、離乳食で大量の原因食品を食べることで、アナフィラキシーを起こします。

乳児期以後では（図表17）、アレルギーがあることを知らないで食べ続け、ある時、突然アナフィラキシーを発病。あるいはアレルギーがあることはわかっていたが無視して、また最近ではアレルギーがあることはわかっているが「免疫療法」と称して食べ続ける治療をしていて、ある時、突然アナフィラキシーを発病。また、本人のみが除去し家族が原因食品を食べ続けて感作状態が強くなり、アナフィラキシーを発病（接触による感作を考慮していない）。さらに食品と共通抗原がある花粉症が始まり、関連した食品でアナフィラキシーを発病します。

図表17　食物アナフィラキシーの発病　乳児期後

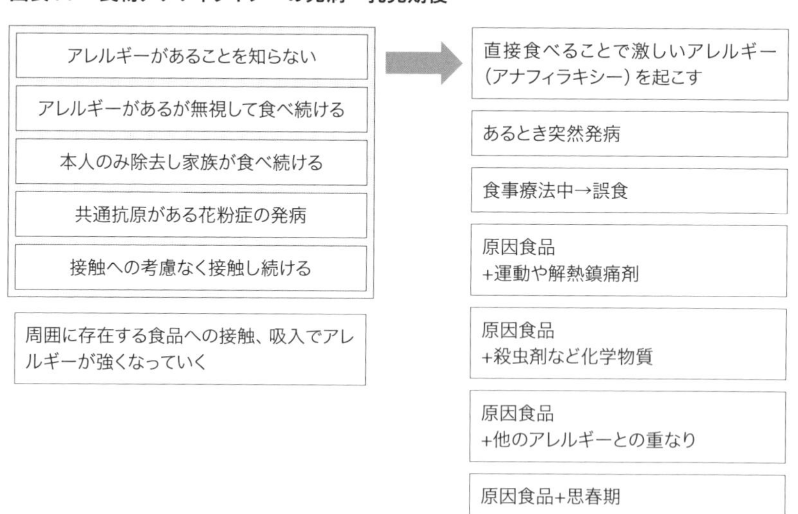

さらにまた、食事療法中の誤食、運動や解熱鎮痛剤との重なり、殺虫剤、トランス脂肪酸など化学物質との重なり、思春期（女性ホルモン）や女性ホルモン含有食品（牛乳など）との重なり、他のアレルギー（ダニや花粉など）との重なりなどでアナフィラキシーを発病します。

完全除去をすると激しい症状が起きる？

完全除去をすると、かえって激しい症状が起こると説明する医師が少なからずいますが、これは、アレルギーの起こり方への理解の不足からくるものです。この医師が言っている「完全除去」は本人の食事だけのことです。私がこれまで見てきた多くのアレルギー患者さんたちで図表18のようなことが起きていました。

本人だけが完全に除去してもアレルギー感作が改善しません。家族が食べている食品に接触が持続するからです。そのため、アレルギーは軽くならず、間違って食べると激しいアレルギーが起きます。家族の食事療法を同時に行なうとアレルギー症状は速やかに改善し、感作も起こりにくくなります。もし、アレルギーを起こしても緩やかな進行になります。

図表18　「完全除去」は、家族も同様に

完全除去をすると激しい症状が起きる? → これは認識の間違い

食物アレルギーの起こり方に対する正しい理解の欠如の結果

本人	周囲の食事	
除去	除去	**アレルギーは沈静化し、アナフィラキシーを起こしても進行が緩やかになる**
除去	食べている	アレルギーは進行し、アナフィラキシーを起こす
アレルギーがあることを知っているが食べている	食べている	アレルギーは進行し、激しいアナフィラキシーを起こす
アレルギーがわからず食べている	食べている	アレルギーは進行し、激しいアナフィラキシーを起こす

「免疫療法」として多量の原因食品を食べ、周囲の食事に注意を払わない治療では、食べ続けているうちは、アレルギー症状は多少抑えられますが、食べることができない時間ができてしまったり、他の条件が重なったりするとアナフィラキシーを発病することになります。「免疫療法」を行なっている児童がアナフィラキシーを起こす例が増えてきており、今後の対応が望まれます。

1-9 食物アナフィラキシーの原因食品

アナフィラキシーの原因となる食物は、低年齢では牛乳、卵、小麦、魚などが多く、年齢が高くなると小麦、アニサキス（魚の寄生虫）、そば、エビなどが増えてきます（図表19）。

卵・小麦・牛乳

赤ちゃんの原因物質では卵がトップ。その後に牛乳、小麦と続きます。

母親や家族が調理し、食べ、服についた食品、口から飛び散った食品に直接触れることでアレルギーの感作が起きます。したがって、赤ちゃんはまったく食べていないのに（母親が食べてそれが母乳中にでる量は極々微量のため、母乳を介して強い感作が起きることはまずないと思います）、知らないうちにアレルギーを起こし、初めて食べた卵や小麦、人工ミルクなどでアナフィラキシーが起きます。

きょうだいで上の子にアレルギーがあっても、家庭内に卵がない状態ではアレルギーを起こしません。

母乳栄養児では、卵アレルギーがアレルギーの始まりであることが多々あります。もちろん、人工ミルク栄養でも卵アレルギーが起きます。

小麦の場合は、生まれたときに家庭内でのパン食が多いと、パンのアレルギーを起こしやすくなります。

パンに使われる強力粉に含まれるグルテンやグリアジンでアレルギーを起

図表19　食物起因のアナフィラキシー症例153例196件の原因食物（1986〜2000年）

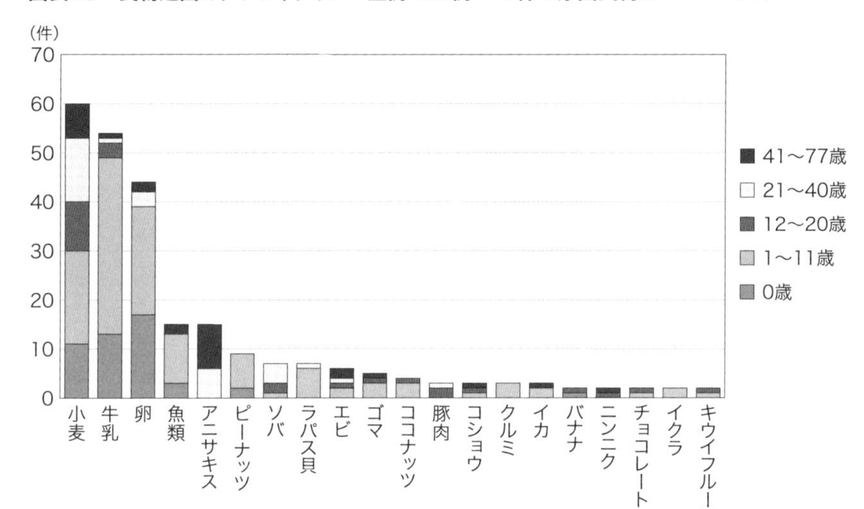

こすと小麦アレルギーは治りにくくなり、中学生以上の年齢になると小麦（グリアジン、グルテン）摂取後に運動をして食物依存性運動誘発性アナフィラキシーを起こすようになります。

一般の病院で実施される小麦IgE RAST検査には、グルテンやグリアジンが含まれていません。グルテンやグリアジンのアレルギーが疑われる場合は、小麦IgE RAST検査とは別に、グルテンIgE RASTやグリアジンIgE RASTを調べる必要があります。

小麦は粉で保存されるため、ダニが繁殖し、ダニアレルギーの人が食べるとアレルギーを起こすことがあります。

イネ科花粉と共通抗原を持っており、イネ科花粉症の人が、花粉飛散期に小麦を食べて運動すると、食物依存性運動誘発性アナフィラキシーを起こしやすくなります。

牛乳のアレルギーは医療保険が使える免疫グロブリンIgE検査では陽性になることが少ないため診断が困難です。アナフィラキシーの場合は陽性にな

図表20　食物アレルギーの原因食物

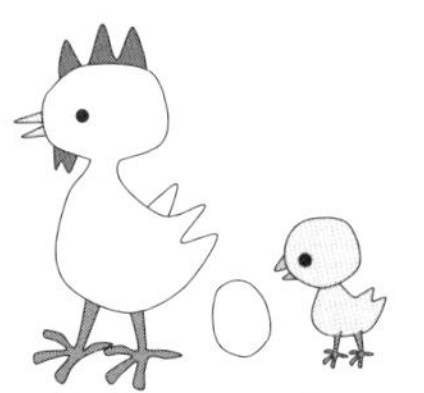

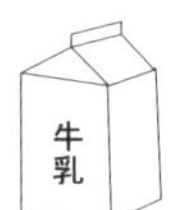

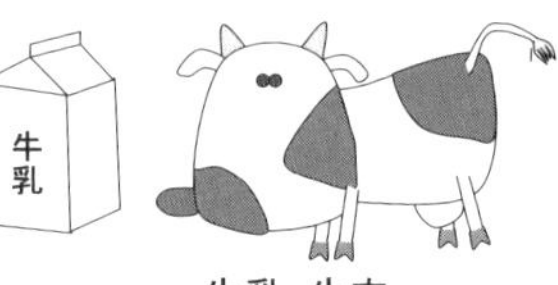

卵・ブロイラー肉
女性ホルモン含有
有機塩素系化合物
ダイオキシン・PCB汚染
油脂に脂溶性環境汚染化学物質を蓄積

牛乳・牛肉
女性ホルモン含有
トランス脂肪酸含有
有機塩素系化合物
ダイオキシン・PCB汚染
油脂に脂溶性環境汚染化学物質を蓄積

小麦
輸入小麦に有機リン系殺虫剤が残留
（とくに学校給食のパン）
パン食にすると副食としてバターやチーズ、牛乳、卵などの油脂類を摂取

魚貝類
有機塩素系化合物ダイオキシン・PCB など
脂溶性環境汚染化学物質
有機スズ化合物
有機水銀汚染

その他
アニサキス
ラパス貝
ピーナッツ
ソバ
エビ
ゴマ
ココナッツ
コショウ
クルミ
イカ
バナナ
ニンニク
チョコレート
イクラなど

る例がいます。牛乳はアレルギーのみでなく、含有するさまざまな化学物質が問題です。

原因となる食品を調べると、それぞれの食品には多くの化学物質が含まれていることがわかります（図表20）。

卵・ブロイラー肉では、女性ホルモンの含有、油脂に有機塩素系化合物、ダイオキシン、PCBなど脂溶性環境汚染化学物質が蓄積しています。

牛乳、牛肉では、女性ホルモン、トランス脂肪酸、脂溶性環境汚染化学物質が問題です。

牛乳は、本来は乳糖分解酵素を持っていない大人になった哺乳類が飲む物ではありません。現在市販の牛乳は妊娠中の乳牛からも搾乳されるため、女性ホルモンが多く含まれること、脂肪酸が変性したトランス脂肪酸を含むこと、有機塩素系化合物、ダイオキシン、PCBなど脂溶性の環境汚染化学物質が蓄積されていることなどが、アレルギー反応を悪化させている可能性があります。

輸入小麦にはポストハーベストされた有機リン系の殺虫剤が残留しています。とくに、学校給食のパンは輸入小麦の２等粉（外皮に近い部分）を使うため残留の多いことがわかっています。

市販のパンや小麦製品にも汚染があります。国産小麦を使った製品には有機リン系殺虫剤の残留は少なくなります。パン食にすると副食としてバターやチーズ、牛乳、卵などの油脂類、砂糖、食品添加物を摂りすぎることになります。

魚や貝など

1990年頃から魚のアレルギーが急増しています。魚、とくに大型の魚は海の中で食物連鎖の頂点近くにいるため、海の汚染の影響を確実に受けます。

魚は有機水銀の汚染があり、食物連鎖の頂点近くにいる大きな魚や海生哺乳類の油脂部分・魚卵には、ダイオキシン、PCB、有機スズ化合物など脂溶性の化学汚染物質が蓄積されています。これらの化学物質は免疫に影響し、アレルギーを起こしやすくさせる可能性があります。

また、魚の油は酸化しやすく、酸化した油はアレルギー反応を強くさせます。魚の油脂を高温で加工調理するとトランス脂肪酸が産生されます。薬品等で処理された魚はじんましんなどひどい症状を起こすことがあります。

魚介類の中にはそれ自身がアレルギー症状を起こさせる働きをする物質（仮性アレルゲンといいます）を含む物があります。鮮度が落ちた魚（とくに青身魚）はヒスタミンが増え、じんましんなどのアレルギーを起こします。ヒスタミン以外にもノイリン（サンマ、タラ、サケ）、トリメチールアミンオキサイド（エビ、カニ、イカ、タコ、アサリ、ハマグリ、カレイ、タラ、スズキなど）などがあります。これらの魚介類は体調が悪いときに食べると、急にアレルギー症状を起こすことがあります。

魚のアレルギーが強い場合は、魚を焼いた煙を吸い込んでも激しい症状を起こすことがあります。

アレルギーの人たちは、アレルギーを起こしてこれらの汚染された食品を食べないようにし、からだを守っています。

■エビ・カニ

アナフィラキシーや運動誘発性アナフィラキシーを起こします。日本人は食べ過ぎです。エビにアレルギーがあると、カニやシャコエビ、アミなど他の甲殻類、イカやタコ、貝類にも反応することがあります。

■ラパスガイ（チリ産アワビ）

ラパスガイは和名をダイオウスカシガイといい、チリからペルーの沿岸に普通に生息する貝です。食感が日本のアワビやトコブシに似ているため（貝殻はまったく別の形をしています）、チリ産アワビ、チリ産トコブシと称して安く売られてきました。この貝に含まれるホモサイアニンという蛋白質は強いアレルギーを起こします。このタンパク質は他の科の貝にも含まれており、貝を多食して貝の軽いアレルギーを起こした人が、ラパスガイを摂取す

図表21　ラパスガイ、ロコガイ、アワビ・トコブシ

	ラパスガイ ダイオウスカシガイ	ロコガイ	日本のアワビ・トコブシ
日本での呼び名	**チリアワビ**	**チリアワビ**	**アワビ・トコブシ**
一般名	Grand keyhole limpet	Barnacle rock-shell	アワビ：Disk abalone Japanese abalone トコブシ：Japonica
学名	Fissurells maxima Sowerby	Concholepas -concholepas	アワビ：Haliotis discus トコブシ：Haliotis aquatilis
科	スカシガイ（スソキレガイ）科 (Fissurellidae)	アクキガイ科 (Muricidae)	ミミガイ科 (Haliotidae)

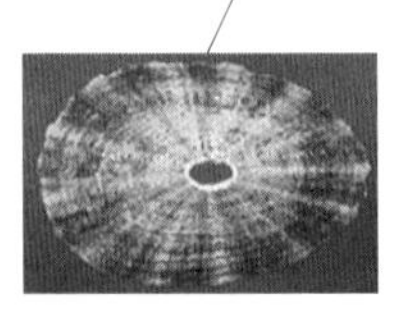
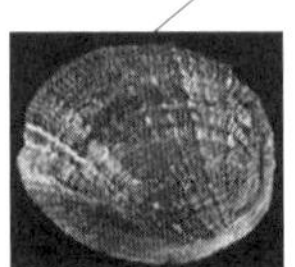
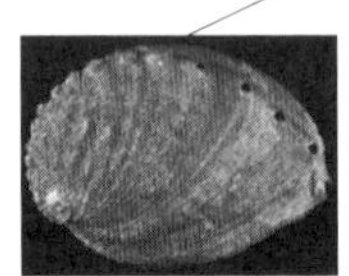
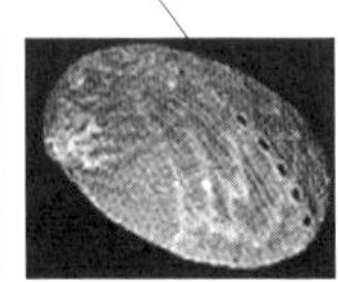

ると激しいアレルギー反応が起こります。

ラパスガイは大量に輸入され、「アワビ」または「トコブシ」と称し、「煮貝」として土産品や寿司ダネ用として使われています。ミミガイ科の日本産のアワビやトコブシとは別物であり、アレルギー体質の人が食べる場合には注意が必要です（図表21）。同じチリ産アワビでもロコガイは強いアレルギーを起こしません。

■寄生虫アニサキス

魚もアナフィラキシーの原因になりますが、小児は魚そのものでアナフィラキシーを起こし、成人では、魚ではなく、魚に寄生したアニサキスの幼虫でアナフィラキシーを起こす例がほとんどです。

アニサキス幼虫は長さ20～40㎜の糸状の寄生虫で、アジ、ニシン、イワシ、サバ、サンマ、ハマチ（ワカサやブリ）、スケソウダラ、イカなどの魚（とくに内臓に多い）に住み着いています（写真１）。魚にアニサキスが寄生し

写真1　アニサキス幼虫

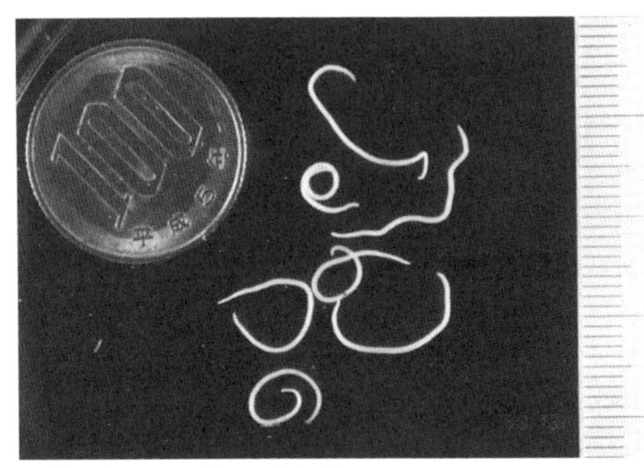

大人は魚アレルギーではなく、
魚の寄生虫アニサキスアレルギーが多い

図表22　アニサキスアレルギー

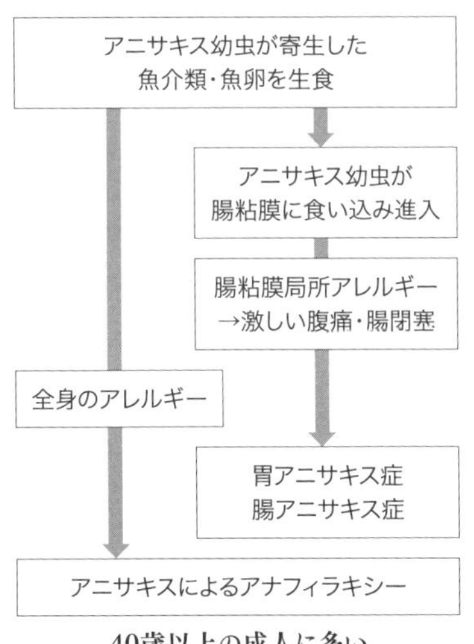

ていることを知らないで食べてアレルギーを起こし、じんましんやアナフィラキシーを起こします（図表22）。

40歳以上の年齢で魚を食べてアナフィラキシーを起こした例では、魚にアレルギーはなく、アニサキスにアレルギーがあるという例がほとんどです(アニサキスのIgE RAST検査でアレルギーの有無は確認できます)。最近では、40歳以下の成人でもアニサキスのアレルギーがあるという例が増えてきています。

アニサキスは加熱しても死んでいてもアナフィラキシーを起こします。アニサキスは鯨の寄生虫です。したがって鯨が生息する海域の魚の内臓に寄生し、魚が死ぬと酸素がなくなるため苦しくなり筋肉や魚卵に移動します。

アニサキスが寄生できないシラスなどの小さな魚、鯨がいない日本の川で育った魚、十分に何回も発酵させたカツオブシ（枯れ節、本枯れ節）は食べることができます。

豆　類

■ピーナッツ

ピーナッツによるアナフィラキシーも多くみられます。ピーナッツは、激しいアレルギーを起こしやすい食品の１つです。

アメリカのボルチモアで14ヶ月の間に起きたアナフィラキシー死亡６例の原因は、ピーナッツ３例、カシューナッツ２例、卵１例で、ピーナッツによる死亡例が最多でした。死亡直前の７例ではピーナッツ１例、ヘイゼルナッツ２例、クルミ１例、ブラジルナッツ１例、牛乳２例が原因でした（サンプソン、1992)。日本でも近い将来には同じような事態が起こる可能性があります。

ピーナッツには粘膜にむくみを起こす物質（アレルギー反応起因物質であるアセチルコリンやヒスチジン）が入っているため、ピーナッツそのものにアレルギーがなくても体調の悪いときに食べたり、多量に食べると、じんましんを起こしたり、鼻血（血管が拡張し破けやすくなる）がでたり気管支喘息がひどくなったりします。

毎日のパン食の食生活で、ピーナッツバターの使用が多い家庭に生まれた

図表23　豆まきは大豆や米でしましょう

殻付き落花生（ピーナッツ）によるアレルギー反応

最近、保育園、幼稚園、学校で、大豆を使うかわりに、殻付きのピーナッツを鬼に投げて節分を行うところが増えている（新潟-福島より北の地域）

●まいたピーナッツの殻の粉、落ちたピーナッツを踏みつけてこなごなになった殻の粉→喘息発作、粉が目に入り球結膜（白目の部分）が脹れあがる、豆まきの翌日でも床に落ちた殻の粉でアレルギー鼻炎を起こしたり喘息を起こす
●ピーナッツを食べる→じんましんやアナフィラキシーを起こす

●ふざけながらピーナッツを食べる
→気管に吸いこみ窒息する危険

●まいた殻付きピーナッツ→拾って食べる
→ボツリヌス、ペット寄生虫感染の危険性

昔ながらの大豆を使った豆まきをしましょう。
アレルギーっ子は、米をまいてもいいでしょう。

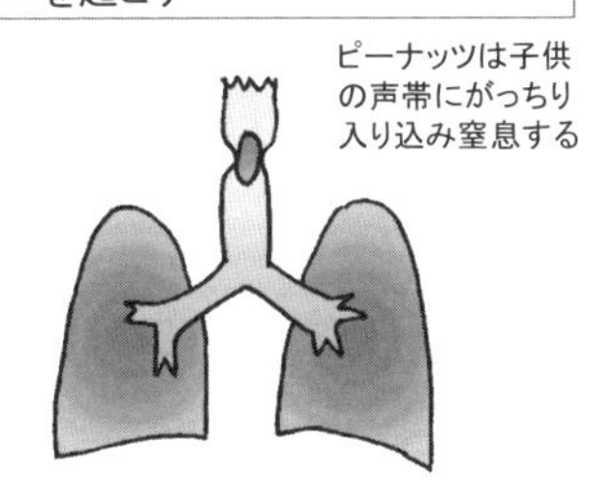

赤ちゃんは、小麦と同時にピーナッツにもアレルギーを起こす可能性が高くなります。

関東から西では昔ながらの大豆による豆まきが行なわれていますが、新潟～福島以北では、自宅、保育園、幼稚園、学校で、大豆を使うかわりに、殻付きのピーナッツを鬼に投げて節分を行なうことが広がっています。ピーナッツを食べることでじんましんやアナフィラキシーを起こしますが、ピーナッツの殻の粉、落ちたピーナッツを踏みつけてこなごなになった殻の粉で喘息発作を起こしたり、粉が目に入り球結膜（白目の部分）が脹れあがったり、豆まきの翌日でも床に落ちた殻の粉でアレルギー性鼻炎を起こしたり喘息を起こす例が多数います（図表23）。

ピーナッツは声帯にぴたっと入り込み窒息する事故もあり、大豆での豆まきを薦めています。大豆では吸い込んでも片肺に入り窒息は免れます。保育園や幼稚園では紙を丸めて紙のボールをつくり、それで豆まきをしているところもあります。

■大豆・大豆油

とにかく農薬の使用量が多く、ほとんどが農薬の残留する輸入大豆が使われています。遺伝子組換えの大豆の問題もあります。スナック菓子や冷凍食品は大豆油を多用すると同時に、食品添加物も多く、問題です。

大豆油をつくるときに使われる大豆もほとんどが農薬の残留している輸入大豆です。輸入大豆に使われた有機リン系殺虫剤のうち、脂溶性が高い殺虫剤は大豆油に残留している可能性があります。大豆から高温で油脂を精製する過程でトランス脂肪酸が生成されます。

大豆は日本人が古来使用してきた食品であり、味噌や醤油、豆腐、納豆など発酵をうまく利用した古くからの食品としての利用方法では、あまり問題がありませんでした。食生活が洋風化し、トランス脂肪酸を含む高温で抽出精製された大豆油を多量に使うようになってから、アレルギー疾患が増加してきている可能性があります。

シラカバ花粉症の人は、豆腐など他の大豆製品にアレルギーがなくても豆乳にアレルギーを起こすことがあり（豆乳に含まれるGly m4という蛋白質にアレルギーを起こす）、注意が必要です。

納豆のねばねばの中にはポリガンマグルタミン酸（PGA）というアミノ酸が含まれています。この物質は、クラゲの毒の中にもあるため、サーファーやダイバーの方で何度もクラゲに刺されているとポリガンマグルタミン酸のアレルギーを起こし、納豆を食べてアレルギー（ひどい時はアナフィラキシー）を起こすことがあります。ポリガンマグルタミン酸は納豆以外でもさまざまな食品に保存剤や増粘剤として使われているため注意が必要です。ポリガンマグルタミン酸のアレルギーは遅発型で摂取後５～14時間ほどたってから症状が始まります。

■ゴ　マ

健康食品と言われるゴマもアレルギーを起こします。アレルギーを起こす子どもが増加しています。妊娠中から練りゴマをパンに塗って頻繁に食べ、生まれた赤ちゃんが強いゴマのアレルギーを起こした例もあります。

ゴマはビタミンＥなども含み栄養価が高い食品ですが、食べ過ぎは避けます。とくに、ゴマ油やすりゴマ、練りゴマを多用するとアレルギーを起こしやすくなります。ゴマを使いたいときは、煎りゴマを使用直前にすりつぶして食べると香りもよく出て、油も酸化せずに食べることができます。

■ソバ・ソバガラ

ソバにはヒスタミンなどアレルギーを起こさせる物質が含まれています（仮性アレルゲン）。

ソバが好きで食欲がないときにソバを多食した妊婦さんから生まれた赤ちゃんが、強いソバアレルギーを起こしている例を多く経験しています。

植物の花粉

■イネ科花粉

カモガヤなどイネ科植物は、水田の近くや道端によく生えます。

イネ花粉症は、イネ科の食物、とくに小麦アレルギーの症状を悪化させる傾向が強く、イネ科花粉症の季節に、パンやうどん、フライなどを食べて運動をして、アナフィラキシーを起こす人が目立ちます。５～７月の季節は小麦の食べ過ぎに注意します。

秋になると水田地帯では稲刈りが始まります。イネ科の花粉症がある場合、刈り取ったイネワラの粉、モミガラ、脱穀のときの粉塵、ワラを燃やした煙でもアレルギー（とくに気管支喘息発作）を起こします。吸い込まない、触らないように対策が必要です。

６月から７月にかけて、水田では農薬の散布（空中散布も含めて）が行なわれます。この時期はちょうどカモガヤなどの花粉飛散時期と一致するため、花粉症の発症と関わりを持っているのではないかと思われます。

自動車の排気ガス（とくにディーゼル車の排気）などで空気が汚れた地域では花粉症が多くなります（121ページ参照）。

■キク科花粉

交通量の激しい道路の道端の汚染されたタンポポを採って遊んでいると、タンポポのアレルギーを起こすことがあります。花粉が風に乗って飛ぶ風媒花（ヨモギやブタクサなど）ではアレルギーを起こしやすくなります。多量に浴びるとアナフィラキシーを起こすことがあります。

キク科花粉症を起こすと、ヨモギではニンジン、セロリ、パセリなどセリ科野菜、ピーナッツ、リンゴなどと、ブタクサではメロン、スイカなどウリ科果実、バナナなどと共通抗原性があるため、これらの食材でもアレルギーを起こすことがあります。

最近では、秋の終わりに川原に群生していたセイタカアワダチソウが市街地や家庭の庭にまで増えてきているため、注意が必要です。この植物は背が高く、人の顔の近くで花を咲かせるため、接触で吸引する可能性が高いと思われます。

果　物

果物も原因となります。果物、野菜などの食物を食べると数十分で口の粘膜を中心にアレルギー症状が起こる病態を口腔アレルギー症候群といいます（図表24）。果物や野菜に直接触れたくちびるや舌、のどの奥がかゆくなる、腫れる、じんましん、目や鼻の花粉様の症状、吐き気、腹痛や下痢、気管支喘息の発作、ひどい場合はアナフィラキシーを起こします。

花粉症を起こすと、それに関連した食物にアレルギーを起こします。

たとえば、シラカバ花粉症になると、リンゴなどのバラ科の植物にもアレルギーを起こします。シラカバ花粉にアレルギーがある人は豆乳に含まれるGly m4という蛋白質にアレルギーを起こします。Gly m4のアレルギーでは強い症状を起こすことがあり、アナフィラキシーの原因となります。豆乳ににがりを入れて固めるとGly m4は活性が少なくなり、シラカバ花粉の人でも食べることができるようになります。にがりを使って豆腐を作りだした日本人の英知は素晴らしいです。

ブタクサ花粉症では、スイカやメロンなどウリ科植物の仲間にアレルギーを起こすことがあります。

ヨモギ花粉にアレルギーを起こすと、ニンジンやセロリなどセリ科植物の仲間にアレルギーを起こすことがあります。

スギ花粉症やヒノキ花粉症では、トマトにアレルギーを起こすことがあり

図表24　口腔アレルギー症候群と、花粉と果物や野菜の交差抗原性

果物・野菜などの食物を食べる→15分以内に症状がでる
　直接触れたくちびるや舌、のどの奥がかゆくなる・腫れる、じんましん
　目や鼻の花粉様の症状、吐き気、腹痛や下痢、気管支喘息の発作、アナフィラキシーなど
原因となるものが粘膜に直接触れることで生じるアレルギー反応
大人・年長児→花粉症→口腔アレルギー症候群
年少児　　→多食　→口腔アレルギー症候群

農薬の残留した果物に注意！
離乳期早期の果物ジュースはやめる

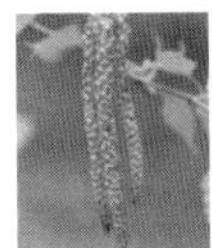
シラカンバ（カバノキ科）

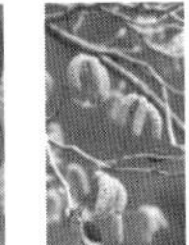
オオヤシャブシ（カバノキ科）

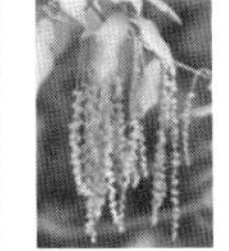
コナラ（ブナ科）

↓ リンゴ・モモ・サクランボ・アーモンド・ナシ・イチゴ・スモモなどバラ科果実
セロリ・ニンジンなどセリ科野菜
キウイ・ヘーゼルナッツ・バナナ・豆乳など

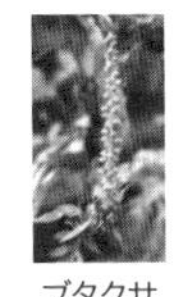
ブタクサ（キク科）

↓ メロン・スイカなどウリ科果実、バナナ

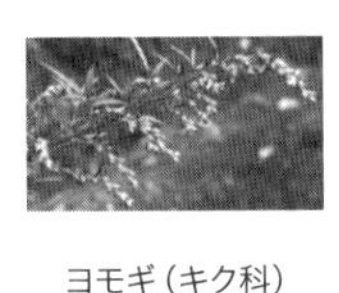
ヨモギ（キク科）

↓ ニンジン・セロリ・パセリなどセリ科野菜
ピーナッツ・リンゴなど

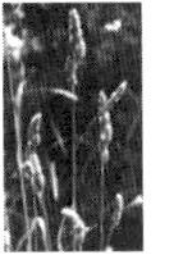
カモガヤ（イネ科）

↓ 小麦・ライ麦・トウモロコシなど穀類、カモミール、タンポポ、ジャガイモなど

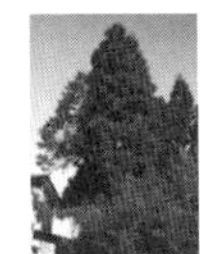
スギ・ヒノキ

↓ トマト

ます。

子どもの場合は、ジュースの飲みすぎや、果物の食べすぎで果物アレルギーを起こし、後で花粉症になりやすくなるということも考えられています。

基本的には、果物や野菜は熱を加えて調理することで原因蛋白質を変性させてアレルギーを起こしにくくし、仮性アレルゲンを低減させ、アレルギーの発症を減らすことができます。

生の果物を、ビタミンＣを摂る目的で多量に食べるのは好ましくありません。とくに、初期の離乳食で生のジュースを飲ませないことです。生後、２～３ヶ月の腸管機能が未熟な赤ちゃんにジュースを飲ませることは、果物アレルギーを増やす可能性があります。

６ヶ月以降、離乳食として果物を食べさせる場合には、農薬の残留がない果物を選び、初期には必ず熱を加えることを指導しています。

離乳食では、生の果物（とくにジュース、果汁）ではなく、野菜を煮込んだものを中心に食べさせることをお薦めします。農薬の残留した果物で発病が増加します。

2007年３月、厚生労働省の授乳・離乳の支援ガイドで離乳前の乳児に果汁は必要ないことが明記されました。

■ゴ　ム

植物に含まれるラテックス（天然ゴム）によるアレルギーも増えています(図表25)。

果物や野菜にアレルギーがある場合、ラテックスアレルギーを起こしていることがあります。多くの小児例では乳児期にラテックスを多く含むバナナを多食してアレルギーを起こし、ラテックスアレルギーに進展します。

ラテックス（ゴム）アレルギーは植物の防衛蛋白質に対するアレルギーであり、すべての植物は同様の蛋白質を持っているため、いったんラテックスアレルギーが起きると多くの植物にアレルギーを起こす可能性があります。

バナナ、キウイ、クリ、アボガド、クルミ、トマト、パパイヤ、グレープ

図表25　ラテックス(ゴム)アレルギー

●果物・野菜アレルギーがある場合、ラテックスアレルギーを起こしていることがある

●乳児期にバナナのアレルギーを起こし、ラテックスアレルギーに進展することがある

ラテックス(ゴム)アレルギーは植物の防衛蛋白質に対するアレルギーであり、すべての植物は同様の蛋白質を持っているため、いったんラテックスアレルギーが起きると多くの植物にアレルギーを起こす可能性がある

ゴムと共通抗原性がある食品に注意：バナナ、キウイ、クリ、アボガド、クルミ、トマト、パパイヤ、グレープフルーツ、ジャガイモ、メロン、イチジク、ピーナッツ

アレルギー体質が強い場合、 上記の果物の多食をしないように
輪ゴムや風船などゴム製品を口にしないように

フルーツ、ジャガイモ、メロン、イチジク、ピーナッツなど、天然ゴムを多く含む食品（南国の果物に多い）に注意が必要です。アレルギー体質が強い場合、上記の果物の多食をしないようにします。バナナやキウイのアレルギーが多くみられます。

また、風船や輪ゴム、ゴム手袋への接触で感作され、その後に食品でも激しいアレルギーを起こすようになるので、輪ゴムや風船などゴム製品を口にしないようにする必要があります。大人ではラテックス製の避妊用具に注意が必要です。

市販の果物ジュースは､皮や種までも粉砕してジュースの原料とするため、皮や種のゴム成分（ラテックス）が多く残留しています。とくに、皮にはラテックスが多いため、皮も含めて粉砕してつくったジュースの多飲はゴムアレルギー（ラテックスアレルギー）を起こします。

ラテックス製の医療用手袋を着用した医学生が、臨床研修実施中にアナフィラキシーを起こし、ショック状態となり、その場にいた医療スタッフに救命されるというエピソードが、海外ドラマ『ER Ⅳ』の第８話「見せ物」の中に収録されています。この当時、日本ではまだラテックスアレルギー（天然ゴムアレルギー）が医療関係者のなかでもあまり認識されていなかった時代ですので、アメリカのドラマの中で登場したことに驚きました。

ドラマでは、原因がわからないショックと喘息発作のため、意識喪失、低血圧、酸素飽和度低下となり、呼吸を補助するため気管内挿管をしましたが、その後に急激に呼吸状態が悪化、心停止となります。手袋に接していた手が赤く腫れあがっていることがわかり、ラテックスアレルギーと判断されました。すぐさま、医療スタッフはラテックス製の手袋を全員がはずし、手を洗います。エピネフリン（エピペンの薬剤）を多量に血管内注射し、気管内チューブの先端に付いているゴムの風船(空気が漏れることを防ぐための装置)が呼吸状態の悪化の原因と判断されたため気管内チューブを抜き、ゴムの風船が付いていない気管内チューブを入れようとします。しかし、気管の入り口の浮腫が著明でなかなか気管内にチューブが入りません。やっと、チューブが入ったとたん、呼吸が改善し、血圧も正常となります。意識もその後戻ります。

このエピソードは、たまたま医療の現場でアナフィラキシーショックを起こし、心停止まで至った学生が、発病後すぐに優秀な医療スタッフがいたために適切な判断と適切な治療の結果、救命できた例です。とてもよく実際の医療現場の状態を再現しています。

もし、アナフィラキシーショックが起きたときは、このようにして治療することが望ましいと思います。ぜひ一度ご覧ください。このような治療は、アナフィラキシーに精通した医療機関でなければできません。

チョコレート

油脂が多くトランス脂肪酸を含みアトピー性皮膚炎を起こします。血管収縮を起こす物質が含まれており、食べた後数十分はいいのですが効果が切れると血管が拡張して粘膜にむくみが起き（チラミン、テオブリンなど）、蕁麻疹などアレルギー反応を激化させます。

バレンタインデーでもらったチョコでアレルギーを起こすことがあります（バレンタインデー症候群と呼んでいます）。

ニッケルやクロムなど金属の含有が多く、金属アレルギーがあるとチョコレートで症状を起こします。

興奮作用がある化学物質（チラミン・カフェイン・テオブロミン）と麻薬（マリファナ）様の作用を起こすアナンダマイドが含まれています。食べると興奮し多幸感が生じます。多動障害、異常行動、情緒の発達にチョコレートは大きな影響を与えます。したがって、発育途中の小児の摂取は注意が必要です。酒やたばこと同様に脳がおとなになってから食べることが望ましい食品です。

ゼラチン

予防接種に含まれるゼラチンで、じんましんやアナフィラキシーを起こす子どもが増えたため、現在では予防接種にゼラチンは含まれなくなりました。

ゼラチンは、主には牛の骨髄や豚皮からつくられます。ゼリーの多食、グミキャンデーやゼラチン入りヨーグルト、牛乳・牛肉の多食は要注意です。

ダニ、ペット、昆虫など

■ダニ、ダニの死骸のかけら、ダニの糞

気密性が高く湿度が高い部屋の中で異常に増殖しています。赤ちゃんは床に近いところで生活しているため、寝具やジュウタン、畳の中にいるダニの抗原でアレルギーを起こしやすいと思われます。

小麦粉の中で増えたダニを食べてアナフィラキシーを起こすことがあります。

■ペットの毛やフケ・屎尿

気密性の高い室内で動物を飼うと、濃厚な接触で激しいアレルギーを起こしてしまいます。屋外で飼った場合はアレルギーを起こしにくくなります。フェロモンタンパクがアレルギーの原因と考えられており、毛についた油脂を洗うとアレルギーが起こりにくくなります。

また、ペットの口の中には黄色ブドウ状球菌が常在細菌として存在しているため、黄色ブドウ状球菌が産生するエンテロトキシンに対してアレルギーを起こす場合があります。この黄色ブドウ状球菌エンテロトキシンは激しいアレルギーを起こすことがあり、口の中が異常に腫れたり、喉頭が浮腫を起こして呼吸困難になることがあります。

■昆　虫

昆虫の蛾（ガ）のアレルギーも増えてきています。窓のサッシの下や、部屋の隅などに蛾の死骸がころがっていることがあります。掃除機できちんと吸い取っておきましょう。

蛾・蝶の羽の鱗紛でアレルギーを起こします。蛾にアレルギーのある人が、ブロッコリーを食べたときにモンシロチョウの幼虫（アオムシ）をいっしょに食べてしまい、口の周囲にじんましんを起こした例があります。

宮城県では少ないのですが、南の地方ではゴキブリのアレルギーに対する対策も必要でしょう。蚊のアレルギー（西日本ではユスリカのアレルギーが

有名）の場合もあります。アリに噛まれてアナフィラキシーを起こした例があります。

保険で検査できるIgE検査は、食べてアレルギーを起こす状態よりも、接触してアレルギーを起こす状態をよく反映しています。食べなくても、周囲で食べている原因食品に接触、吸入しているとIgE値は上昇して高くなっていき、あるとき直接食べて激しいアレルギーを起こすようになります。食べないようにすることに加えて、環境中の原因食品を減らすとIgE値は下がっていき、アレルギーを起こしにくくなります。

【食物負荷試験】

現在、いろいろな施設で行なわれ始めている食物負荷試験を私は1980年代から実施したことがあります（図表26)。1984〜1986年ごろまでの間に、患者さんに入院してもらい300例以上の症例に1000回以上の負荷試験を実施しました。負荷試験で陽性症状が出ればアレルギーが確定します。しかし、この方法には決定的な弱点があります。

食物負荷試験の欠点は、以下のごとくです。

①負荷していったん激しい症状が起こるとアレルギー全体の悪化が数ヶ月続くこと。加えて、今まで起こしたことがない激しい症状（アナフィラキシーや喘息の発作など）も起こすことがあること。

②入院による負荷試験が陰性でも、実際の日常ではアレルギーが起こります。接触性のアレルギーへの配慮をしていませんでした。入院と自宅では食生活などの環境がまったく違います。このため、負荷をしても判定が正しいとはかぎりません。

③この負荷試験は何回も繰り返すことが不可能です。

④負荷試験のエンドポイント（陽性とする基準）が症状と診察所見しかなく、きわめて主観的で客観性を欠いており、非科学的です。

図表26　食物負荷試験　1980年代から現在までの経過

1984～1986年ごろ…入院してもらい300例以上に実施
負荷試験で陽性症状が出ればアレルギーが確定。しかし…

食物負荷試験の欠点

1）負荷していったん激しい症状が起こるとアレルギー全体の悪化が数ヶ月続く
2）入院による負荷試験が陰性でも、実際の日常ではアレルギーが起こる
（接触性のアレルギーへの考慮がなかった、入院と自宅では環境が違う）
3）負荷試験を何回も繰り返すことが不可能
4）負荷試験のエンドポイント（陽性とする基準）が症状しかなく、きわめて主観的で客観性を欠く
（非科学的）

したがって、激しい症状でしか陽性と判断できない

陰性でもアレルギーが起きないわけではない
即時型のアレルギーしか判断できない
化学物質の影響は無視されている
接触性アレルギーは無視されている
——→食物負荷試験以外の方法を模索した

他のさまざまな負荷試験では、生理学的検査や、血液検査で、軽微な変化を捉えることができますが、食物負荷試験ではそれがありません。体内での軽微な変化を捉えることができず、症状や所見として現れたもので判断をするため、大きな変化しかつかまえることができません。非常に原始的な負荷試験です。

したがって、①激しい症状でしか陽性と判断できないこと、②陰性でもアレルギーが起きないわけではないこと、③即時型のアレルギーしか判断できないこと、④化学物質の影響は無視されていること、⑤接触性アレルギーは無視されていること、などから食物負荷試験以外の方法で診断や治療の方針を決定する方法を模索してきました。アレルギーが軽くなり、多少食べても大丈夫ということを、本人に確認してもらうための負荷試験は実施しています。

図表27 「容器包装された加工品」の成分表示

我が国における過去の健康危害の実情を調査し、過去に一定の頻度で血圧低下、呼吸困難又は意識障害等の重篤な健康危害が見られた症例から、その際に食した食品の原材料の中で明らかに特定された原材料を、特定原材料とする

特定原材料として表示が義務づけられたもの	特定原材料に準ずるものとして可能な限り表示するよう奨励されたもの		
乳	あわび	牛肉	まつたけ
卵	いか	くるみ	もも
小麦	いくら	さけ	やまいも
落花生	えび	さば	りんご
そば	オレンジ	大豆	ゼラチン
	かに	鶏肉	バナナ
	キウイフルーツ	豚肉	(2004/6)

厚生労働省は、2001年4月、アナフィラキシーを起こす原因となる食品を微量でも含む「容器包装された加工品」は成分表示を義務付け、2002年4月より実施

加工食品のアレルギー物質表示

厚生労働省は、2001年4月よりアナフィラキシーを起こす原因となる食品を微量でも含む「容器包装された加工品」に成分表示を義務付けました(図表27)。

その食品は表のごとくで、重篤なアナフィラキシー症状を起こした頻度、または重症度が高い食品を上げています。アナフィラキシーを起こしやすい食品の含有がきちんと表示されれば、その食品にアレルギー反応を起こすことがわかっている患者さんは大きな恩恵を受けることになります。

1-10　アナフィラキシーを起こしやすい状況と悪化させるもの

アナフィラキシー・アナフィラキシーショックを起こしやすい条件

保育所や幼稚園、学校で起こりやすい状況は、離乳食で初めて食べたとき(卵、牛乳、小麦が多い)、アレルギーがあることはわかっていたが間違って食べさせてしまったとき、間違って隣の子どもの食事を食べてしまったとき、また、アトピー性皮膚炎がよくなったのでアレルギーが良くなったと思いこみアレルギー原因食品を試しに食べたときです。

学童では、原因食品を摂取後、激しい運動を体育や部活動で行なったときです（食物依存性運動誘発性アナフィラキシー)。大人になると、解熱鎮痛剤と原因食品を同時に摂取したときに起こりやすくなります（図表28)。

初回のアナフィラキシーで、圧倒的に多いのは、アレルギーがあることを知らずに食べた場合です。他のアレルギーを起こしたときに事前に検査し、

図表28　アナフィラキシー・アナフィラキシーショックを起こしやすい条件

①アレルギーがあることを知らないで食べたとき
②アレルギーがあったが、症状がないので、再度食べ始めたとき
③アレルギーがあり除去中だが間違って食べたとき
④安静時は食べても異常がなかったが食べた後に運動をしたとき
⑤他のアレルギーと重なったとき
⑥解熱鎮痛剤の使用が重なったとき
⑦有機リン系殺虫剤・ネオニコチノイド系殺虫剤など殺虫剤の曝露があるとき
　有機塩素系殺虫剤・有機塩素系化学物質の残留がある食材の多食
⑧経口免疫療法として、原因食品を多量に食べ続ける治療（食べて治す）を行なっているとき
⑨死に至るような重症例は、小児期では思春期前から思春期にかけて多い
　食事や生活の管理が不十分になり、過剰な疲労、過剰な運動、思春期の性ホルモンの変動などが重症化の因子となっている可能性がある。
⑩本人は除去しているが周囲で食べている食材に接触を続けているとき

アレルギーの有無を確認しておけば、この事態は予防ができます。
死に至るような重症例は、小児期では思春期前から思春期にかけて発生します。食事や生活の管理が不十分になり、過剰な疲労、過剰な運動、思春期の性ホルモンの変動などが重症化の因子となっている可能性があります。
経口免疫療法として、原因食品を多量に食べ続けている場合は、常にアナフィラキシーの危険が付きまといます。体調の変化や他のアレルギーと重なったとき、一定期間食べることができなくなったときなどの後にアナフィラキシーを起こしやすくなります。
食物アレルギーは皮膚や粘膜を介して周囲の原因物質と接触を続けるとアレルギー反応が激化していきます。本人は除去しているのに、周囲で食べている原因食材に接触を続けていると、アレルギー反応は強くなり改善していきません。その状態で原因食品を食べると、激しいアレルギーが進行しアナフィラキシーショックを起こします。
イネ科花粉やダニが増殖する５～６月、しまってあった寝具や衣類を取り出すことで環境中にダニ、花粉、カビ抗原が増え、防虫剤の影響が強くなる９～10月にアナフィラキシーの発病が多くなります。

アレルギーを悪化させる解熱鎮痛剤

通常の解熱鎮痛剤には、アレルギー反応を悪化させる作用があります。激しいアナフィラキシーを起こした症例、とくに、思春期以上の症例では、原因食品と同時に解熱鎮痛剤を服用しアナフィラキシーを発症する例が増えます（図表29）。
原因食品だけでは激しい症状が起こらず、解熱鎮痛剤を服用することでアナフィラキシーを起こしてしまいます。さらに、重症例では、解熱鎮痛剤そのものに過敏症を起こし、服用しただけでアナフィラキシーを起こす場合があります。
アレルギー体質の人は、解熱鎮痛剤は使用しないようにします。もし、解熱鎮痛剤を使用した場合は、アレルギー物質の摂取、接触、吸入と重ならないようにすることが大切です。

図表29　アナフィラキシー時の解熱鎮痛剤の使用（アナフィラキシー109名）

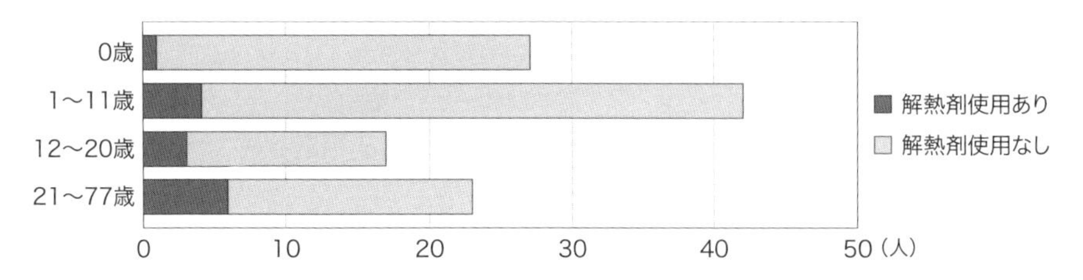

有機リン系殺虫剤やネオニコチノイド系殺虫剤などの殺虫剤

有機リン系殺虫剤など有機リン剤は、微量の曝露で血管を拡張させる作用があるため、アレルギー原因食品の摂取と有機リン系殺虫剤の影響が重なると激しいアナフィラキシーを起こす可能性があります。防虫剤として使われているピレスロイド系殺虫剤やパラジクロロベンゼンなども同様の作用があります。

また、最近使用量が増加しているネオニコチノイド系殺虫剤は有機リン系殺虫剤と同様の作用があり、神経系を過剰に興奮させアレルギー反応を激化させる可能性があります。

1-11　食物依存性運動誘発性アナフィラキシー

食物依存性運動誘発性アナフィラキシーとは、アレルギー原因食品を食べた後、数時間後に運動をすることで起こるアナフィラキシーです。

運動量が多くなる思春期から、青年期にかけて発症が多く、重症例が多いのが特徴です。

小麦、エビなど甲殻類、イカ、貝、果物などが原因食品となります（図表30)。

小麦が原因の場合は、小麦の蛋白質であるグリアジン（パンの原料となる強力粉に多く含まれるグルテンの構成タンパク）にアレルギーがあります。

図表30　食物依存性運動誘発性アナフィラキシー

●運動量が多くなる思春期から、青年期にかけて発症が多い
●重症例が多い
●小麦・エビなど甲殻類・イカ・貝・果物などが多い
●小麦が原因の場合は、
小麦の蛋白質であるグリアジン（ω- 5グリアジン）にアレルギーがある
小麦IgE陰性　グルテンIgE陰性　ω- 5グリアジンのみ陽性の例がいる
同属のイネ科花粉であるカモガヤ花粉飛散期の発症が多く花粉に対する対策が必要

パンのアレルギー

●エビが原因の場合、
エビに含まれる蛋白質トロポミオシンが
ダニとの共通抗原となっているため、ダニアレルギーの対策も必要
●食物依存性運動誘発性アナフィラキシー予防の原則
「食べたら運動しない、運動するなら食べない」を徹底させる
●運動によって未消化の蛋白質が腸管粘膜から吸収されやすくなる
●食物依存性運動誘発性アナフィラキシーはアスピリンで増強される
●輸入小麦に残留する有機リン系殺虫剤にはアレルギーを増強させる

給食後・調理実習後の体育は注意！

小麦にアレルギーがある場合は、同じイネ科の花粉であるカモガヤ花粉飛散期にアナフィラキシーの発病が多いので、アナフィラキシーを予防するためには、花粉に対する対策も必要です。

エビが原因の場合は、エビに含まれる蛋白質トロポミオシンがダニとの共通抗原となっているため、ダニアレルギーの対策が必要です。

食物依存性運動誘発性アナフィラキシー予防の原則は、運動によって未消化の蛋白質が腸管粘膜から吸収されやすくなるため、「食べたら運動しない、運動するなら食べない」を徹底させることです。給食や調理実習後の体育は注意が必要です。

食物依存性運動誘発性アナフィラキシーも解熱鎮痛剤や、有機リン系殺虫剤で症状が誘発されやすくなります。

1-12 アナフィラキシーの治療

発病予防が大切

アナフィラキシーの治療で一番効果的な方法は、予防です（図表31）。

死に至るような激しいアナフィラキシーの場合は数分単位で急激に進行するため、エピペンの使用も間に合わない場合があります。原因を見つけ出し、原因の対処をしっかりと実施し、摂食、接触、吸入をしないようにして発病を予防することが大切です。

同時に、誘引となる他のアレルギーや、化学物質、寝不足、疲労、解熱鎮痛剤、アルコール（子どもでは、飲酒はないと思いますが）、さまざまな悪条件の重なりなどに注意し、食事や生活環境を整え、アナフィラキシーが発病してしまった時には、アナフィラキシーの進行がゆっくりと進み、設備が整った医療機関にたどり着くまでの時間をつくることが大切です（図表32）。

学校での食事の最善の方法は、体に合った食材で調理しアレルギーと化学物質に注意を払ったお弁当です。給食であれば、体に合った食材で調理しア

図表31　アレルギー性疾患治療の原則

以下の状況を探し出し、生活環境・食環境の中で調整する
⇒環境整備、食生活指導

- ●アレルギーを起こしている原因
- ●アレルギーを起こしやすくさせている誘因
  食生活、腸内の状態、生活リズム、疲労
  環境中のアレルゲン、他のアレルギー、他疾患など
- ●アレルギーを起こしやすくさせる体質をつくり出している環境中の汚染物質（胎児期、現在の生活環境中）の存在
- ●アレルギーを起こしやすくさせる遺伝性の体質の存在

図表32　過剰なアレルギー反応を抑え、アナフィラキシーの重症化を予防

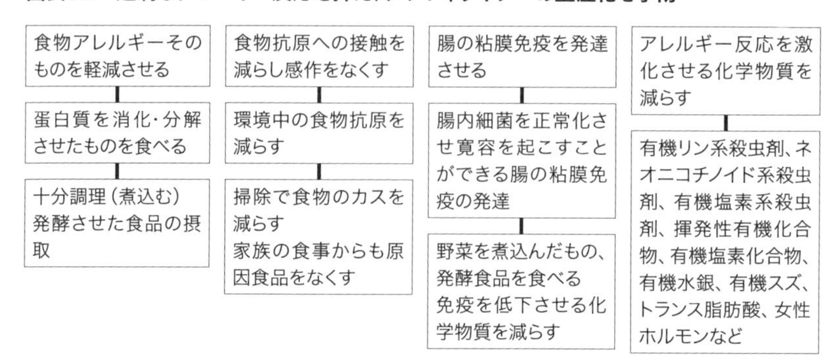

アレルギーを軽減させ、アナフィラキシー発病時の反応速度を減少させる

レルギーと化学物質に対応した給食が望ましいのですが、現状では、体に合った食材で調理しアレルギーに対応した給食です。化学物質にまでは特別な食材（無農薬の素材）の調達が難しく対応ができません。

抽象的な概念が未発達の低学年の子どもたちは、目に見えない食材を認識することができません。したがって、目の前にでてきた給食を見たとき、これは牛乳、これは卵、これは小麦と形があるものは判断ができますが、食材の中に練りこまれたり混ざったりした物は認識ができません。事故を起こさないためには、見てすぐわかる調理の工夫が必要です。

また、食べるときの原則として、「親がつくった弁当を食べる——その他は食べない」という単純な原則に従うことが誤食の事故を起こさないためには最良です。

親が、献立表から食べる食べないを指示する方法は必ず間違いが起きます。現在、起きている誤食事故の多くはこの方法で食べている場合です。調布市の死亡事故もこの方法で給食を食べていました。

子どものアレルギーに対応した素材で親がつくった弁当、または、子どものアレルギーに対応した素材でつくられた給食が望まれます（図表33）。

図表33　アナフィラキシーを予防するために

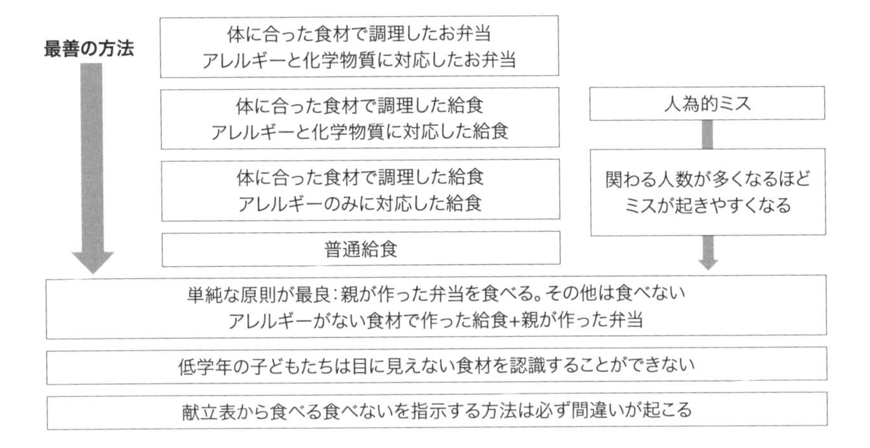

アレルギーの起こり方と治療

●食物アレルギーもダニや花粉と同様に皮膚や気道の粘膜を介してアレルギーを起こす

当院では、当院受診の乳児期の子どもたちの臨床知見より、10年以上前から「アレルギーや食物アレルギーは接触により感作され、進展していく」ことを見つけ出し、実際の診療で使ってきました（図表34）。

食物アレルギーの始まりは食べて起こるのではなく、周囲の人たちが食べている食品が皮膚や気道の粘膜に接触することで起こります。その後、離乳食で本人が直接食べることで強い症状が起こるようになります。猫を室内で飼育している家庭で生まれた赤ちゃんは、生後４ヶ月ごろになると猫のIgEが陽性になり、猫との接触でアレルギー症状が起きるようになります。しかし、赤ちゃんは猫を「食べて」いません。

生まれてはじめて食べた卵でアナフィラキシーを起こす赤ちゃんがいます。しかし、この赤ちゃんは卵を食べていません。家庭で多量の卵を食べているため、赤ちゃんは皮膚や服に付着した卵に接触し、卵の成分が入った唾液のしぶきを吸い込み、卵のカスを含んだ家のホコリに接触し吸い込みます。

図表34　接触から食物アレルギーに

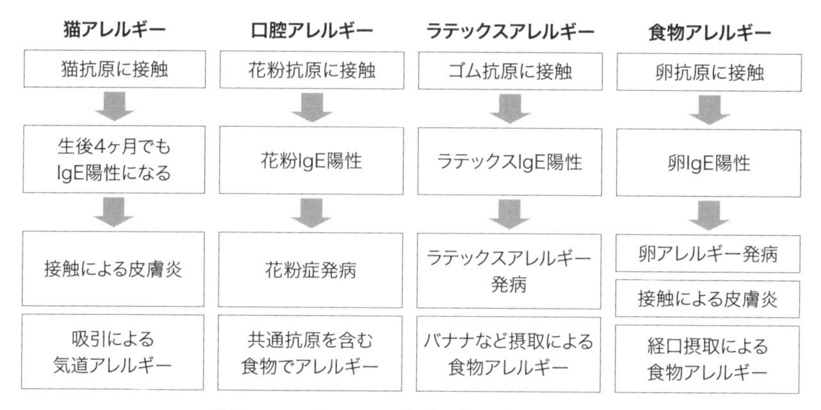

食物アレルギーはその家庭の食生活への警告！

それによって卵のアレルギーはどんどん強くなり、直接食べたときにアナフィラキシーを起こします。

●治療は周囲の生活環境から原因食品を取り除くこと

したがって、治療は周囲の生活環境から原因食品を取り除くことが重要です。たとえば、卵アレルギーの乳児では、本人と母親の食事から卵を除去するだけではアレルギーは改善しません。周囲の家族が食べる食材から卵を除くと劇的に改善します。

大人でも同じことが起きます。その典型例が加水分解小麦を含有したお茶石けんによる小麦アレルギーの発病です。この場合は、小麦蛋白のグルテンを加水分解して粒子を細かくしたグルパール19Sという蛋白を石けんに添加したため、石けん使用時に加水分解小麦が皮膚から浸透しアレルギーを誘発。その後、小麦製品を食べたり、小麦製品を食べた後に運動したりすることで強い小麦アレルギー（じんましん、アナフィラキシー、運動誘発性アナフィラキシーなど）を起こすようになります。検査すると、小麦IgE、グルテンIgE、グルパール19Sの皮膚試験などが陽性でアレルギーを起こしています。

この例では、①おそらくもともと小麦（グルテン）アレルギーを起こしやすい状態（パン食が多いなど）があり、②そこに加水分解されて蛋白質の大きさが小さくなって皮膚から浸入しやすくなった小麦グルテン蛋白（加水分解され粒子径は小さくなったが、アレルギーの起こしやすさは維持されている状態の蛋白）が、③皮膚のバリア機能を障害し蛋白質の皮膚からの浸入をしやすくさせる界面活性剤（石けん）と同時に皮膚に付着したために起こったと思われます。

口腔アレルギーでは、まず花粉にアレルギー（接触性アレルギー、吸入性アレルギー）を起こし、その花粉のアレルギー原因蛋白と同じものが含まれる果物や野菜にもアレルギーを起こすようになり、それらを食べると唇や口の中などの接触性アレルギー、食べて起こる食物アレルギー、アナフィラキシーなどを起こします。

ラテックス（ゴム）アレルギーでも、輪ゴムや風船に含まれるラテックスに接触してアレルギーを起こし、ラテックス成分を多く含む食品にアレルギーを起こすようになります。

●日本型中和療法——食べることでアレルギーを軽減させる

皮膚への接触で起こるアレルギーは原因物質を食べることでアレルギーを軽減する治療ができます。古来、臨床環境医学医たちは、ごく少量の原因物質を口から摂取することで治療を行なってきました（中和療法）。当院では、味噌やしょうゆなどの日本の醗酵食品を利用した日本型の中和療法を行なっています。この方法は、激しい症状を起こすことなく治療ができます。

ただし、この中和療法を行なう食品には条件があります。それは、その民族（その人が持っている遺伝子）が歴史的に長年にわたって食べてきた慣れがある食品であり、生きていくために毎日のエネルギー源となる食品、多量に毎日に近く摂取する食品であることです。日本人であれば、米、麦（グルテンやグリアジンが多い強力粉ではなくグルテンが少ない日本の麦類）、大豆、イモ類、野菜類、小型の魚類などです。遺伝的に慣れがない乳製品や、ここ数十年の間に摂取が増加した乳製品や卵、ピーナッツなどナッツ類、エビなどの甲殻類、大型の魚類などや、たまにしか食べない食品は対象になりません。

図表35　急速負荷・連日多量摂取vs日本型中和療法（食べてアレルギーを治す）

急速負荷・連日多量摂取

原因食品を急速に負荷　→　一定量を連日摂取

⇒免疫系に過剰な負荷・接触性アレルギーには考慮なし

食べられない事態（災害や病気など）が発生するとアレルギーが逆戻りする

アナフィラキシーを起こす可能性大きい

食べ続けなればいけないことによる心理的圧迫

エピペン、ステロイド剤など強い薬の常備が必要

日本型中和療法（当院で実施）　アナフィラキシーの再発はほぼ抑制される

原因食品を環境や食事中から除去　→　原因食品の発酵物や極少量を摂取して寛容を導く

⇒アレルギー症状は消失

一定時間治療後は間違って多少摂取しても強いアレルギー症状は起きない

アナフィラキシーの可能性はほぼなく、再発に対する不安は少ない

抗ヒスタミン剤など通常の薬で対応できる

現在（2011年時点）、一部のアレルギー専門医が行なっている多量の原因食品を連日食べる実験的な方法は、免疫に過大な負担をかけ激しい症状が起こる可能性があり、ステロイド剤など強い薬を使用しながらの治療となり、アレルギー自体は治っていきませんのでお奨めできません（図表35）。

その後（2012年）、この治療法に関しては、「食べて治す」は注意と勧告されています。

新聞などの記事によると、食物アレルギーの原因となる食物を多量に食べて治す「経口免疫療法」と呼ばれる治療法を受けても、治ったと言える患者は１～５割程度にとどまり、重い副作用を経験する例も多いことが、厚生労働省の研究でわかり、研究班は診療指針を改定し、「現時点で一般診療として推奨しない」としました。治癒は１～５割程度で効果が低く、かえって激しい症状が出る症例も多くいました。

研究班は、卵や牛乳、小麦を摂取すると、じんましんや呼吸困難など複数の症状が出るアレルギー児で、「経口免疫療法」実施中の子ども179人を分析し、原因となる食物の目標量（鶏卵１個、牛乳200cc、うどん200ｇ）を３ヶ

月間取り続けても、アレルギー症状が出なかった患者（治療開始１年後、７～８割の患者は食べ続けている間は症状が出ない状態に持ち込めた）に対し、２週間休止した後、食物をもう一度摂取して症状が出ないかどうかを確認したところ、休止期間後も症状が出ず「治った」と診断されたのは、卵で38％、牛乳で10％、小麦で50％のみで、３～５割に激しいアレルギー症状が起きました。

アレルギーの子どもたちの食事の目標は、アレルギーの原因食品を避け（アレルギーを起こす食品は、日本人の古来の食事とはかけ離れたものが多いです）、日本人の体質に適した食材と調理方法を使ってつくりだした食事です。米や野菜、イモ類、豆類、醗酵食品などを中心とした古来の日本人の食事が必要です。牛乳や卵、トランス脂肪酸などの変性した油脂や化学物質を含む食材を多用した食事ではありません。

アレルギーの病気はアレルギーだけを治療しても治っていきません。アレルギーを起こしやすくさせている誘因を減らす必要があり、環境中、食品中の殺虫剤や残留汚染化学物質などの化学物質への注意も必要です。また、トランス脂肪酸などの変性油脂の摂取は症状を悪化させる（アトピー性皮膚炎では、トランス脂肪酸が皮脂腺から噴出して皮膚炎を悪化させます）ため、対策が必要です。

アレルギーの治療では、ダニやカビ、花粉、ペットなどの対策と、米や野菜、醗酵食品を中心とした日本型の食生活の形成を目指しながら、原因物質に接触しないため家族全体の食事の改善が必要です。

生活環境中のほこりに含まれる原因食物のカスを取り除くため掃除（寝具も含めて）や皮膚の適度の洗浄が重要です。ただし、合成洗剤は皮膚のバリア機能を壊します。皮膚のバリア機能を正常に保つため、合成洗剤（体を洗う洗剤やシャンプー、柔軟仕上げ剤）が皮膚に付着することを避ける必要があり、石けんの使用を薦めています。

●皮膚からのアレルギー感作を増強させる因子をシャットアウトする

次のような状態はアレルギー原因物質が皮膚を透過しやすくなり感作を増強させ、アレルギーを悪化させます。

❶合成洗剤（シャンプーや体を洗うときの洗剤）、とくに柔軟仕上げ剤、リンス、空間除菌剤の使用

洗剤（界面活性剤）は皮膚のバリア機能を障害し透過性を増強させ、原因物質（食物、ダニやカビ、花粉、ペットのフケや毛など）を皮膚や粘膜を介して体内に侵入させてしまいます。体内に侵入した原因物質はアレルギーを誘発させます。合成洗剤はアトピー性皮膚炎の病巣に付着すると洗浄能力が持続するため、アトピー性皮膚炎が治ることを妨げます。

柔軟仕上げ剤、リンスはとくに注意が必要で、強力に細胞膜を破壊する陽イオン性合成洗剤です。柔軟仕上げ剤やリンスは衣類や髪に残るように使うので、衣類に残った柔軟仕上げ剤は接触した皮膚に付着、または、汗で溶け出して皮膚に付着し、アトピー性皮膚炎を悪化させます。また、アトピー性皮膚炎でなくても、皮膚のバリア機能を低下させ、アレルギーを起こしやすくさせます。

石けん（体を洗うための石けんや石けんシャンプーもあります）は、石けんの使用中は合成洗剤と同様に皮膚のバリア機能を低下させますが、汚れと出合うと石けんカスになり洗浄作用はなくなり、それ以上皮膚のバリア機能を低下させることがありません。ただし、長時間石けんと接触しても皮膚のバリア機能が低下してしまうので、なるべく短時間で使用し、すぐに石けん成分を洗い流します。

石けんの中に植物のエキスや食物、オイルなどが含まれていると、皮膚のバリア機能が低下した状態でこれらの物質に接触するため、その物質に含まれている蛋白質にアレルギーを起こしやすくなります。石けんは、自然物（蛋白質を含んでいるもの）が入っていない、石けん成分だけのものを使います。

❷皮膚に傷がある状態（爪でひっかくなど）、アトピー性皮膚炎がひどい状態では壊れた皮膚の部分から接触した原因物質が体内に侵入してしまい、ア

レルギーを起こしやすくなります。早く傷を治し、アトピー性皮膚炎は軟膏で処置して保護し、アレルギーの感作が起きないようにしましょう。

❸皮膚のバリア機能を保持させるためには、セラミド生成に必要なリノール酸などオメガ６系必須脂肪酸、リノレン酸などオメガ３系必須脂肪酸が必要です。トランス脂肪酸が含まれない油脂（オリーブ油など）を加熱しないように使ってオメガ６系必須脂肪酸を補給し、野菜（加熱調理、発酵させた野菜）を充分に食べてオメガ３系必須脂肪酸を補充します。また、正常なセラミドの形成を阻害するトランス脂肪酸を避けることが必要です。

❹皮脂腺から噴出したトランス脂肪酸やPCB、ダイオキシン、有機塩素性殺虫剤など脂溶性化学物質を含む油脂がアトピー性皮膚炎を起こします。トランス脂肪酸は皮膚のバリア機能を障害して透過性を増強させ、アレルギー原因物質（食物、ダニやカビ、花粉、ペットのフケや毛など）を皮膚や粘膜を介して体内に侵入させます。

さらには噴き出した油脂が餌となり皮膚でマラセチアというカビ（常在菌です）が異常に増え、このカビにアレルギーを起こしアトピー性皮膚炎が悪化します。

したがって、トランス脂肪酸やPCB、ダイオキシン、有機塩素系殺虫剤などを食品から摂らないことが大切です。母乳中に体脂肪に蓄積された化学物質が多量に排泄されるため、出産10年前からの食事内容が大切です。

注）空間除菌剤：空間や衣服、寝具、靴などにスプレーして臭いの原因を包み込み、細菌やカビを殺菌することで消臭する製剤。第四級アンモニウム塩Quat（クウォット）を含むが、これは強い陽イオン性界面活性剤（第四級アンモニウムカチオン）で細菌やカビの細胞膜を壊して殺菌するため、人の皮膚や粘膜の細胞膜も壊し、皮膚のバリア機能を低下させてしまいます。第四級アンモニウムカチオン（塩化ベンザルコニウムなど）は手指の消毒剤にも含まれています。

1-13 アレルギーを起こさない状態にする（寛容を誘導）

人は主食として、居住する地域の気候に適した、または、人種によって異なる食材を多量に食べ、エネルギー源として利用してきました。それらの食材にアレルギーを起こさないで食べるために、アレルギーを抑制する免疫が備わっています。

アレルギーを起こさないように免疫が働いている状態を寛容といいます。日本人であれば、お米に対する寛容状態ができあがっていれば、お米のアレルギーを起こすことなくお米を食べることができます。寛容の状態になるには、さまざまな条件が必要です。

このことは、食物だけでなく、花粉症など接触してアレルギーを起こすすべてのアレルギーにも応用することができます。

たとえば、スギ花粉症では、スギ花粉と同じ蛋白を含むトマトを生ではなく加工調理（よく加熱すること、よく加熱し、お酢を加えて蛋白質を変性させたトマトケチャップがお薦め）することで花粉症状を軽くすることができます。シラカバ花粉症の場合はリンゴやイチゴなどバラ科の果物を充分に加熱したジャム、イネ科花粉の場合はしょうゆ（小麦が発酵している）、キク科花粉の場合は、カボチャやニンジンなどです。

アレルギーを起こさないようにする（寛容を誘導する）ために必要なこと

●アレルギー症状の改善

原因食品を環境中から極力減らすように環境を整備し、食事中からも排除してアレルギーの状態を改善させます。このことで、消化管粘膜や気道粘膜、皮膚の状態を正常化させます。

●粘膜免疫成熟

食品を食べて寛容状態に導くためには、粘膜免疫が成熟していることが必要です。その食物が免疫的に認識され、正常に処理されることで寛容が誘導され、アレルギーを起こすことなく食べることができるようになります。

●消化機能の成熟化

食物をアミノ酸まで十分に消化できる能力があることが、寛容を導くために必要です。また、その食物を処理できる能力を有していることが必要です。これには、歴史上その食品を多量に摂取してきたか、つまり、処理する能力を充分に発揮できる遺伝子を持ってもっているかどうかが問題になります(遺伝子的な問題、民族的な問題)。

つまり、寛容を誘導できる食品には条件があります。それは、その民族（その人が持っている遺伝子）が歴史的に長年にわたって食べてきた慣れがある食品であり、生きていくために毎日のエネルギー源となる食品、多量に毎日に近く摂取する食品であることです。日本人であれば、米、麦（グルテンやグリアジンが多い強力粉ではなくグルテンが少ない日本の麦類)、大豆、イモ類、野菜類、小型の魚類などです。遺伝的に慣れがない乳製品や、ここ数十年の間に摂取が増加した乳製品や卵、ピーナッツなどナッツ類、エビなどの甲殻類、大型の魚類などや、たまにしか食べない食品は対象になりません。

つまり、寛容の導入はその民族の主食となる食品で行なうべきです。

日本人が歴史的に主食としていない牛乳や卵、ピーナッツなどでは激しいアレルギーを誘発するか、含まれる化学物質の影響を受けて健康を崩すなどの結末が待っていると思われます。

実際の方法

まずは食事療法や環境整備でアレルギーの状態を改善させる努力を続けながら、以下を行ないます。

●粘膜免疫の成熟化

正常な腸内細菌叢が形成されていることが必要です。味噌やしょうゆ、酢など醗酵食品を食べること、野菜・野菜のオリゴ糖の摂取、乳酸菌製剤など整腸剤の服用、免疫発達を阻害する食品中や環境中の化学物質を避けることが大切です。血液検査で粘膜免疫の成熟度を一定判断することができます。

血液中のIgA（アイジーエー　免疫グロブリンA）値が順調に上昇して正常化している（大人の値に近くなっていること）必要があります。

IgA値は赤ちゃんでは低く、成長とともに大人の値に近づき、小学校の入学時ころに成熟します（このころが食物アレルギーを起こしにくくなる年齢です）。ただし、大人になってもIgAの低値が続く人がいます。この場合はアレルギーを起こしやすい状態が続きます。

注）IgA（アイジーエー　免疫グロブリンA）は粘膜に存在する免疫グロブリンで、粘膜局所で体外から侵入してくる微生物に対する防衛反応（粘膜免疫）を担っています。粘膜免疫が成熟すると、防衛反応だけでなく、防衛反応を起こす必要がない物質（食物など）に対しては免疫反応が起きないようにする働き（寛容）も起こすことができるようになります。

●消化能力の成熟化

これは判断が難しいのですが、人は自らの消化能力を補助するために、加熱調理、醗酵などの方法で食品を体外消化させる方法を創造してきました。未熟な消化能力を補助するため、醗酵させ、蛋白質をアミノ酸に分解した食物（体外消化した食品＝醗酵食品）を利用します。ある地域（国）の主食（エネルギーを得るために多量に食べる食材）には必ずその食材の醗酵物が存在

図表36　過剰なアレルギー反応を抑えて、アレルギー性疾患を減少させる

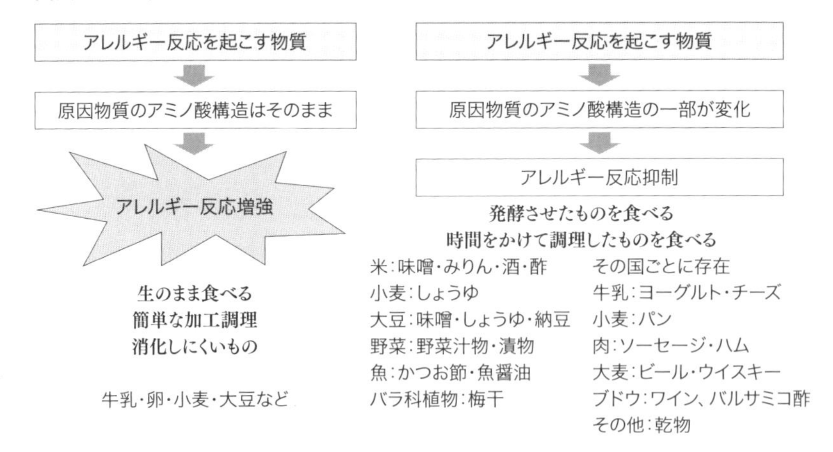

図表37　アレルギーを軽減させる発酵食品

味噌、しょうゆなど醗酵食品	食物の醗酵物は、その食物に対するアレルギーを軽減する
しょうゆ（国産大豆・小麦）	大豆アレルギー、小麦アレルギーの予防と治療に使用
しょうゆ（米）	米アレルギーの予防と治療に使用
しょうゆ（雑穀）	雑穀のアレルギーの予防と治療に使用
しょうゆ（魚）	魚アレルギーの予防と治療に使用
味噌（国産大豆・米）	大豆アレルギー、米アレルギーの予防と治療に使用
味噌（米）	米アレルギーの予防と治療に使用
味噌（雑穀）	雑穀のアレルギーの予防と治療に使用
酢（米）・みりん（米）・酢（リンゴ）	米アレルギー、リンゴアレルギーの治療に使用
かつお節（本枯れ節を削ったもの）	魚アレルギーの予防と治療に使用
ソース類など野菜の醗酵物、よく煮込んだもの	野菜類・花粉のアレルギー予防と治療に使用

します。醗酵させて蛋白質をアミノ酸に分解した食材は、食物ワクチンのようなもので、その食材にアレルギーを起こすことなく食べる（寛容状態）ことを可能にしています（図表36、図表37）。

食品ごとの実際の方法

米

歴史上、日本人は米を主食として摂取してきました。これからも多量の摂取が見込まれます。日本人であれば、遺伝子上は米を処理する能力は高く、アレルギーがあっても短時間で寛容状態に導くことができます。

米アレルギーがあり、米の摂取で症状が誘発される場合は、本人の食事中の米を一時的に酵素処理した低アレルギー米にします。同時に、米しょうゆ、米味噌（大豆味噌にも米が使われ醗酵させられている）、みりん、米酢、酒など米の醗酵食品を食べるようにします。

家族の米の除去は必要ありません。米の醗酵食品が症状なく食べることができるようになったら、米を酵素処理した低アレルギー米から、酒米（米の表面を削って芯部分のみにした米）→普通米と負荷し、米の醗酵食品と同時に連日食べることができるようにします。この過程で米IgEも低下していきます。米を毎日食べることができるようにすることが目標です。

小 麦

歴史上、日本人は麦を準主食として摂取してきました。これからも多量の摂取が見込まれます。日本人であれば遺伝子上は麦を処理する能力は高いと思われます。しかし、小麦アレルギーは増加傾向にあります。戦後、米の摂取量が減り、小麦の摂取量が増大しました。1970年ごろより米と小麦の摂取量が逆転しました。

小麦アレルギーは、グルテン・グリアジン以外の小麦蛋白に対するアレルギーと、パンなどに使われる強力粉に含まれるグルテン・グリアジンに対するアレルギーでは様相が異なります。

グルテン・グリアジン以外の小麦蛋白に対するアレルギーでは、改善は比較的簡単です。小麦アレルギーがあり、小麦の摂取で症状が誘発される場合は、本人の食事中の小麦を除去し、家族の小麦の除去を実施します。家族は小麦の醗酵物（しょうゆなど）を除去する必要はありません。症状が改善し、IgEが一定低下したら、小麦しょうゆ（小麦の醗酵食品：日本で市販されている大豆と小麦を醗酵させたしょうゆ）の摂取を開始。症状なく食べることができるようになったら、小麦製品（グルテン含有が少ない国産小麦を使った商品）を負荷します。小麦しょうゆと同時に、週数回の摂取ができるようになることが目標です。この過程で小麦IgEも低下していきます。

グルテン・グリアジン（パンのアレルギー）に注意！

歴史上、日本人はグルテン・グリアジンを多量に含む小麦（強力粉）を食べた経験を持っていません。さらにグルテン・グリアジンは消化が悪く、アレルギーを起こしやすい状態で腸内に長時間とどまります。グルテン・グリアジンがアレルギーの場合は、食べただけでは症状がなくても、運動や、解熱鎮痛剤、殺虫剤曝露など他の誘因が重なると激しい症状を起こすことがあります。思春期以降に食物依存性運動誘発性アナフィラキシーを起こすことがあります。

グルテン・グリアジンアレルギーの場合はグルテン・グリアジンを多く含

む小麦やライ麦の除去を続け、グルテン・グリアジンIgEが陰性になった後に対策を再検討します。基本的には除去を続けます。

小麦しょうゆ（小麦の醗酵食品）の摂取を続けるようにします。多くの場合、グルテン・グリアジンを多く含まない小麦製品は食べることができるようになります。

ソバ

歴史上、日本人はソバを多量に食べ続けた経験を持っていません。また、醗酵物がなく、いったんアレルギーを起こすと寛容状態にすることは困難です。除去を続けることをお薦めします。環境や食事からソバを除去できれば徐々にアレルギー反応が沈静化し、多少の接触や摂取があっても、強いアレルギー反応を起こすことが少なくなります。

大豆

歴史上、日本人は大豆を多量に摂取してきました。これからも多量の摂取が見込まれます。日本人であれば、遺伝子上は大豆を処理する能力は一定高

図表38　日本人は長い年月をかけて、大豆の有効な利用法を見つけた

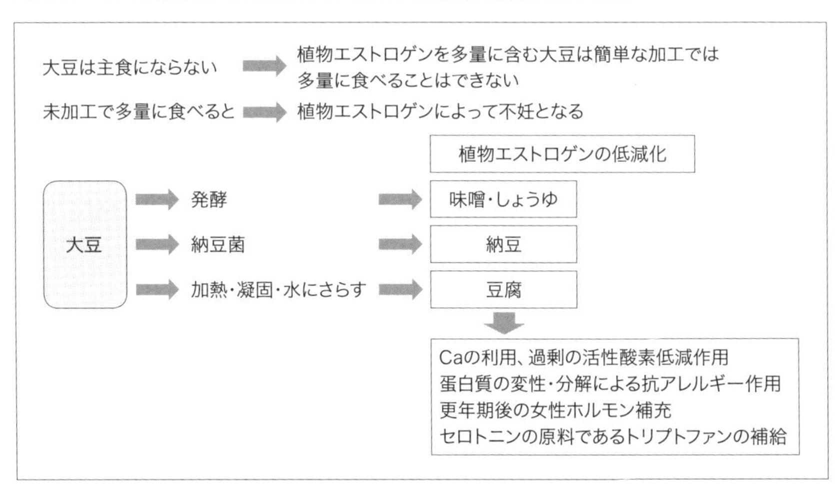

いと思われますが、昔から日本人はアレルギーを起こしやすい大豆を加工調理することでアレルギーを起こさずに食べる方法を創造してきました（図表38）。

大豆アレルギーがあり、大豆の摂取で症状が誘発される場合は、本人の食事中の大豆製品を除去します。家族は納豆など皮膚への癒着性の強い食材や大豆油の製品は除去しますが、味噌やしょうゆなど、大豆の醗酵食品を除去する必要はありません。

症状が改善したら、大豆しょうゆ、大豆味噌など大豆の醗酵食品を食べてみます。大豆の醗酵食品が症状なく食べることができるようになったら、豆腐など大豆蛋白の食品を、味噌やしょうゆなどの醗酵食品と同時に食べるようにします。この過程で大豆IgEも低下していきます。

味噌やしょうゆを使わないで、豆腐や納豆、豆乳を単独で多食すると大豆アレルギーを起こすので注意します。とくに、豆乳に含まれるGly m4という蛋白質はシラカバ花粉症の人では激しいアレルギーを起こすことがあります。にがりを入れて固めた豆腐ではGly m4の反応がなくなるため、シラカバ花粉症の人でも食べることができるようになります。昔の日本人はこのことを、身をもって体験して豆乳の摂取を控え、豆腐を創りだしたのかもしれません。

野菜類・イモ類

歴史上、日本人は野菜類、イモ類を多量に摂取してきました。日本人であれば、遺伝子上は野菜類、イモ類を処理する能力は高いと思われます。アレルギーがあっても短時間で寛容状態に導くことができます。食べて症状がでる場合は、本人の食事から除去しますが、多くの場合は、濃厚な接触が避けられれば、家族の除去は厳重でなくてもよいでしょう。強いアレルギーがある食物は本人・家族とも除去します。

野菜類は加熱することでアレルギーを起こしにくくなるので、じっくりと低温で加熱調理したもの（野菜を煮込んだスープ、味噌汁、しょうゆ汁などを毎日食べることが大切）、醗酵させた野菜類は、アレルギー反応を抑えるために必要です。野菜を醗酵させたソース、トマトケチャップ、漬物などを日常の食事で使用しましょう。
ただし、バナナなどゴム成分が多い食材にアレルギーがあり、ラテックス（ゴム）アレルギーを起こしている場合は、加熱した食材でもアレルギーを起こすので注意。イモ類は、皮の部分にゴム成分が多いので、ラテックス（ゴム）アレルギーがある場合は、皮を厚めにむいてから調理しましょう。

ピーナッツ

歴史上、日本人は一部の地域を除いて、ピーナッツを多量に食べ続けた経験を持っていません。アレルギーがある場合は、本人、家族とも除去し、家の中に持ち込まないようにします。また、醗酵物もなく、いったんアレルギーを起こすと寛容状態にすることは困難です。除去を続けることをお薦めします。環境や食事からピーナッツを除去できれば徐々にアレルギー反応が沈静化し、多少の接触や摂取があっても、強いアレルギー反応を起こすことが少なくなります。
また、東北地方や、北海道では、節分に落花生をまく地域がほとんどで、この日は、ピーナッツアレルギーの子どもにとっては地獄の日です。豆まきでまいた落花生の殻の粉で喘息発作や蕁麻疹、目のむくみなど激しいアレルギー症状を起こします。十分な対策が必要です。

魚

歴史上、日本人は魚を比較的多く摂取してきました。日本人であれば、遺伝子上は魚を処理する能力は一定高いと思われます。しかし、最近の魚摂取は、汚染された大型の魚類の摂取が増え、過去に日本人が食べてきた汚染が少ない小魚を食べる食べ方とは異なっています。
魚にアレルギーがある場合、本人の食事からの除去、家族の食事からの除去を行ないます。症状が改善し、IgE値が低下してきたら、魚しょうゆ、かつお節（菌付けを３～４回行なった本枯れ節を使う）など魚醗酵食品を試します。
症状がなく摂取できるようになったら、魚そのものを負荷します。魚を摂取する場合は、汚染が少ない魚を選び、魚醗酵食品を同時に食べ続けます。

魚に含まれるω（オメガ）-3系脂肪酸は、高温で変性し、トランス脂肪酸を生成しやすいため、高温で調理された魚加工品はトランス脂肪酸の生成が増加します。揚げる、焼く調理は避け、煮る、蒸す調理を選びます。魚肉ソーセージ、かまぼこなど魚肉加工品もトランス脂肪酸が増加している可能性があり、避けるようにします。

エビ・カニ類

歴史上、日本人はエビ・カニ類を多量に食べ続けた経験を持っていません。また、醗酵物もあまりなく、いったんアレルギーを起こすと寛容状態にすることは困難です。除去を続けることをお薦めします。環境や食事からエビ・カニ類を除去できれば徐々にアレルギー反応が沈静化し、多少の接触や摂取があっても、強いアレルギー反応を起こすことが少なくなります。

牛　乳

歴史上、日本人は乳製品を多量に食べ続けた経験を持っていません。牛乳に含まれるトランス脂肪酸や女性ホルモンは子どもたちの免疫発達を障害し、アレルギーを悪化させ、脂質異常、血管障害を起こします。

また、牛乳に含まれる乳糖を消化分解してエネルギーに使う能力は乳児以外の日本人のほとんどが持っていません。牛乳を摂取し、乳糖が消化できないと、下痢や腹痛を起こし、腸内の状態が悪化し、腸内細菌叢が乱れます。

元来、哺乳動物は、乳児期に母親が食べた食品を母乳という形で摂取して栄養を得ます。とくに乳糖は母乳中の炭水化物として重要なエネルギー源であり、乳児は乳糖を分解する酵素を持っています。しかし、成長し、その哺乳動物が本来食べるべき食材を食べることができるようになると消化酵素が変化し、乳糖を分解する酵素の活性が低下し、母乳は飲むことができなくなります(乳糖を摂取すると下痢や腹痛が起こるようになります)。したがって、哺乳動物の成体は「乳」を摂取することができません。このことは、成体が乳児の食べ物である母乳を乳児から奪ってしまうことを防ぎ、その動物種が生き延びるためにも必要なことです。人は成体になるとデンプンを分解する酵素の活性が高くなり、米や小麦、豆、果物などのデンプンをエネルギー源

図表39　ヒトの消化酵素活性の変化

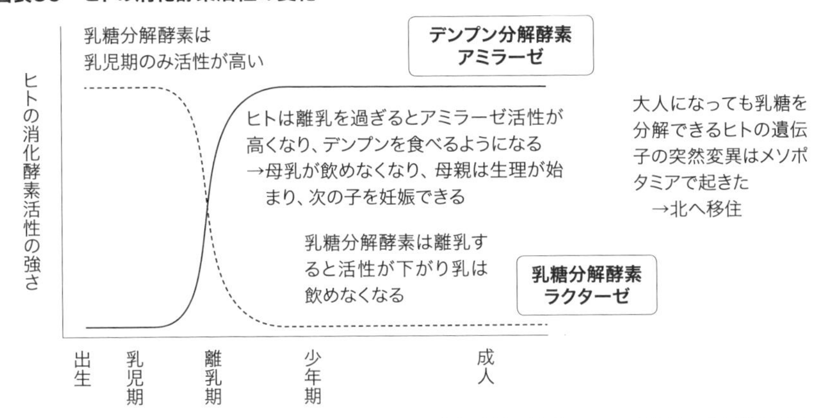

「食と健康を地理からみると」農文協、島田彰夫著より

とするようになります（図表39）。

したがって、人の大人が「乳」を飲むことができない状態が、本来の姿です。大昔、エネルギー源に乏しい北部ヨーロッパに移住した人間のなかに、成人になっても乳糖を分解する酵素活性を維持できる突然変異体が生まれました（図表39）。彼らはエネルギー源として牛乳の乳糖を利用することができるようになりました（この能力を獲得するまでに約１万年が必要だったといわれています）。したがって、ヨーロッパの北部に行くほど乳糖を分解する酵素活性を有している人の割合は増え、100％近くなります（日本人は20％しかいません）。乳糖分解酵素活性が低い日本人が、ヨーロッパの人たちの真似をして牛乳を摂取することは、日本人の体に大きな負担をかけます（乳糖が消化できないため、下痢や吐き気、腹痛を起こし、消化能力が低下するため体全体の健康を障害します）。乳糖分解酵素の活性が少ない日本人の遺伝子をもった人にとって、牛乳は主食となりえないのです。

牛やゾウやライオンの大きな体も、牛乳を飲んだからではありません。その動物が本来食べる食べ物（牛やゾウは草、ライオンは肉）を食べて大きな体ができあがります（図表40）。

図表40　地球上の哺乳類における母乳の原則

成体（大人）になったら母乳は飲まない
本能的に飲めないように決められている
成体は母乳中の乳糖を消化できないため、飲むと体調を壊す
もし、食べる物が不足しているからと、成体が母乳を飲むと
子が育たなくなりその種は絶滅する

ゾウは赤ちゃんのときは母乳を飲むが
成体になると草を食べる

ライオンは赤ちゃんのときは母乳を飲むが
成体になると草食動物の肉を食べる

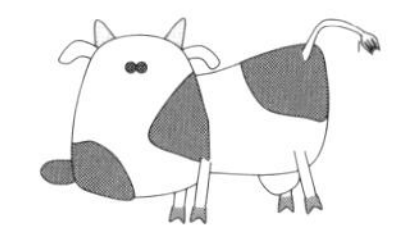

ウシは赤ちゃんのときは母乳（牛乳）を飲むが
成体になると草を食べる
牛乳を飲んで牛乳を出している雌牛はいない

図表41　ヒトの食べものと緯度

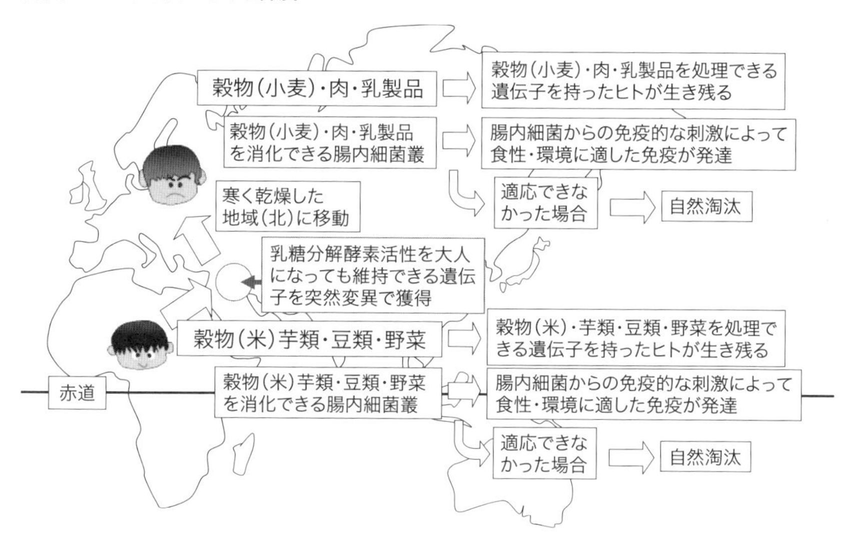

乳脂肪にはダイオキシンやPCB、有機塩素系化学物質などの汚染物質も含まれています。したがって、アレルギーを起こした子どもたちが今後多量に摂取することは望ましくありません。牛乳にアレルギーがある場合は本人、家族とも除去し、家の中に持ち込まないようにします。アレルギーが改善し

た後は、乳製品を少量摂取しても、強い症状が起きない状態になることが治療目的になります。

もし、寛容を導くための治療をするとなると、牛乳を十分醗酵させたチーズを摂取することでアレルギーを抑えることができるかもしれません。ただし、チーズはペニシリン系のカビで醗酵させているため、ペニシリン系のカビにアレルギーがある場合は使えません（日本人が古来使ってきた麹カビはアスペルギルス系のカビです）。

注）ペニシリンやアスペルギルスはカビの種類の名称です。温度や湿度など生育条件が異なるため、ある地域で繁殖しやすいカビがあります。日本の温度、湿度ではアスペルギルス系のカビの仲間が繁殖しやすく、気温が低く、乾燥したヨーロッパではペニシリン系のカビの仲間が繁殖しやすくなります。
カビを使わず乳酸菌のみで発酵させたチーズ（パルミジャーノ・レジャーノ）が乳製品の寛容を誘導するためにはいいかもしれません。

卵

歴史上、日本人は卵を多量に食べ続けた経験を持っていません。おそらく世界中で卵を主食としてきた歴史を持つ民族は存在しません。また、卵には親鳥が食べた化学物質（餌に含まれる）がストレートに蓄積します。これらの化学物質（PCB、ダイオキシン、有機塩素系農薬など）は免疫を低下させ、アレルギーを悪化させます。乳児が最初にアレルギーを起こす食材であり、アレルギーの頻度がトップの食材です。

アレルギーがある場合は、本人、家族とも除去し、家の中に持ち込まないようにします。卵を醗酵させた食材は少なく、早急に寛容を導くことは困難です。腸管粘膜免疫が十分成熟する時期を待ちます。治療を続け、アレルギーを起こしにくくなっても、多食は避けるようにします。卵アレルギーが治ったようでも、卵を多食した家庭で次世代を出産すると、生まれてきた赤ちゃんは卵アレルギーを起こし、親と同じアレルギー疾患を繰り返すことになります。

本来、自然の状態では、鳥の卵は、鳥の餌である昆虫が多い夏の時期にしか手に入らない食材です。人が鶏を飼いならし、毎日卵を産むようにしたため、毎日食べることができるようになりましたが、自然の状態を考えると、かなりの過剰摂取です。

汚染が少ない餌で飼育された鶏が生んだ汚染が少ない卵を、たまに食べることができるような状態にすることが目標になります。

なお、鶏肉はなるべく化学物質汚染が少ない餌を使って健康に育てられた鶏肉を食べるといいでしょう。地鶏や南部どりなどがお薦めです。鶏肉には血液中に極微量の卵蛋白が存在するため、質の良い鶏肉を食べることで、卵の寛容を誘導できる可能性があります。

果物類

歴史上、日本人は果物を多量に摂取してきたわけではありません。とくに、生食はさほど多くありませんでした。ラテックス（ゴム）アレルギーに関係しない果物アレルギーであれば、加熱することで蛋白質が変性するため、リンゴなどの果物を加熱調理するとアレルギーを起こしにくくなります。焼いたり、煮たり、ジャムにすることで食べることができます。十分加熱調理した果物、リンゴ酢など果物を醗酵させた食材はアレルギーを抑えてくれるため、これらを食べながら生の果物を食べることができるようになります。

ただし、バナナなどゴム成分が多い食材にアレルギーがあり、ラテックス（ゴム）アレルギーを起こしている場合は、加熱した食材でもアレルギーを起こすので注意が必要です。

花　粉

スギ花粉

食べ物で行なった方法と同様の方法を使って、スギ花粉症の症状を軽減することができるかもしれません。スギ花粉に含まれる蛋白の一部がトマトにもあることがわかっています。トマトの醗酵物（トマトケチャップ）やトマトをじっくりと煮込んだトマトスープを食べることで、スギ花粉症を軽くさせる可能性があります。

イネ科花粉

カモガヤなどのイネ科花粉でも同様に、イネ科の食材である小麦の発酵物であるしょうゆを日常的摂取することでイネ科花粉症の症状を軽減できる可能性があります。

シラカバ花粉

シラカバ花粉症においても、バラ科食材である、リンゴの醗酵物（リンゴ酢)、梅干などを食べることで花粉症症状を軽減できる可能性があります。

花粉症全体についていえば、花粉に含まれる蛋白質は同時にさまざまな植物にも含まれているため（共通抗原といいます)、これらの植物（野菜や果物、豆、穀物）を材料としてよく煮込んだ料理、醗酵させた食材は、日常的に食べることで花粉症の発病を抑え、花粉症の症状を軽減することができる可能性があります。花粉症のワクチンのようなものです。

生の野菜や果物は、同じ蛋白質（アレルギーを起こす原因物質：抗原）を持つ花粉のアレルギーを悪化させますが、煮込み料理、ポタージュスープ、ジャム、果物の煮物、酢、しょうゆ、味噌などの食材は花粉のアレルギー症状を軽くさせます。

1-14 そもそも「アレルギー」とは?

「異物」を排除する働き

生物は、常に環境中に存在する微生物や毒素からの攻撃を受けています。それにもかかわらず、生物が健康な状態で生きていくことができるのは、自分の体にとって有害な物質、つまり自分にとっての異物である物質（病原体なども含みます）を見つけ出し排除する働きを持っているからです。この仕組みを免疫といいます。免疫の仕組みは動物の進化とともに発展し、哺乳動物は高度で複雑な仕組み（アレルギー反応も含まれます）をつくりだしました（図表42)。

動物は、異物が体内に侵入すると、免疫を働かせて処理し、処理できないものは排泄します。卵で子孫を増やす動物ではこの仕組みだけで十分ですが、哺乳動物では、この免疫だけでは困ったことが生じます。哺乳動物は子が一

図表42　アレルギー反応は体にとって毒となる物質を体内に入れないための高度な免疫

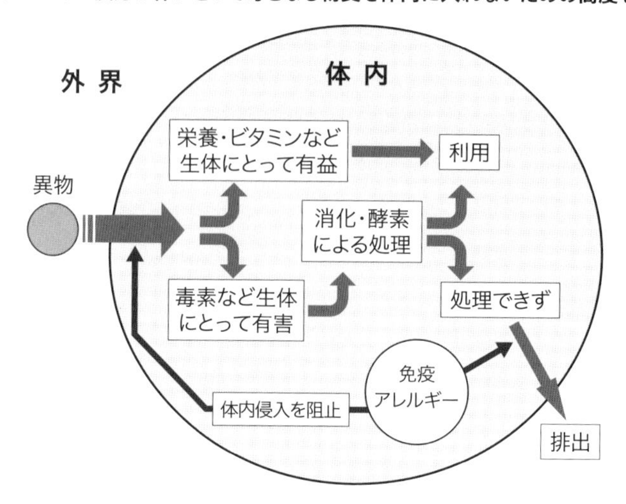

定の大きさになるまで体内で育てます。ところが、遺伝子の半分は父親のものであるため、母親にとって胎児は異物です。原始的な免疫力だけでは、胎児を異物と認識して排除してしまうことになります（流産）。そこで、哺乳動物では、胎児を排除しようとする免疫（細胞性免疫）を抑え、その代わりに新たな免疫を発達させて自らの体を環境中の異物から守るように進化しました。

現在、アレルギー検査として利用されているIgE検査は、哺乳動物だけが持っているこのような免疫の状態を測定する検査です（即時型アレルギー反応）。この免疫は、いったん自分にとって有害な物質と認識した異物を記憶しておき、この異物が再度体内に侵入しようとしたときに、体内に入ることを阻止し、体を守ろうとする反応です。スギ花粉が鼻に入るとくしゃみ、鼻水がでて洗い流そうとする（アレルギー性鼻炎）、吸い込んだダニの糞などの異物を排泄しようとして起こる咳（気管支喘息）、食べた卵を嘔吐したり下痢をしたりして排泄しようとする（アレルギー性胃腸炎）、原因食品が肌に触れると起こる発赤やかゆみ（接触性皮膚炎）、食べた原因食品が皮膚から汗とともに排泄されて皮膚が腫れる（じんましん）などの反応です。

図表43　アレルギー性疾患の病態

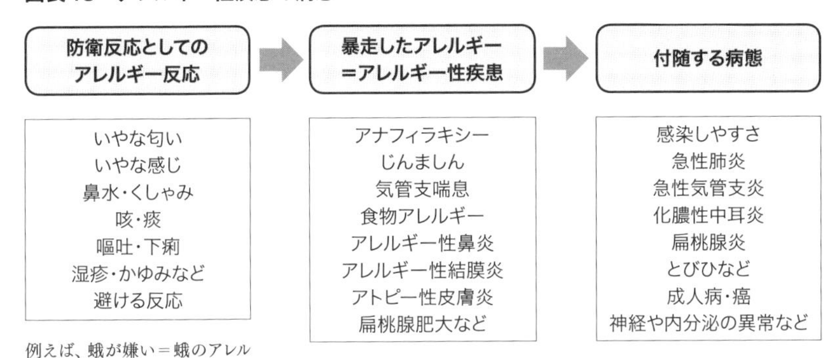

アトピー性皮膚炎では、この免疫とは異なった防衛反応が働きます。トランス脂肪酸や化学物質などで汚染された皮脂を皮脂腺から排泄して、皮膚で炎症が起き、アトピー性皮膚炎を起こします。

これらは正常に働けば、体を守る防衛反応として働く有益な免疫反応です。ところが、アレルギー疾患を有する子どもたちは、この反応を調節して正常に働かせることができず、過剰な反応を起こしてしまうため、激しいアレルギー症状が起こります（図表43）。

アレルギー疾患は2つの側面からみること

アレルギー疾患を考えるとき、２つの側面からみる必要があります。

１つ目は、体を敵（外界の異物や毒素など）から守るための生体防衛反応としてのアレルギー反応です。

卵のアレルギーがあった場合、体は「卵は自分の体に適した食品ではない」と判断しており、卵が入ってきた場合は、敵とみなして体外へ排除するように症状を起こします。つまり、アレルギーの原因となっている食品は、その人たちには体に合わない、有害な食品です。その原因を追究すると、その食品は、哺乳動物としての日本人の体質に合わない食品であったり、子どもたちの正常な免疫、神経、内分泌の発達を阻害する有害な化学物質で汚染されている食品であったりすることがわかります。つまり、アレルギーの人たちは、有害な食品を無意識に見分けて食べないようにしていると考えることができます。

たとえば、蛾が嫌いで、寄ってくるだけで逃げ回る人がいますが、その人の血液を調べると蛾に対するアレルギー反応が強いことがわかります。動物的な直感のようにアレルギーが働き、体に合わないものを避けようとしています。

２つ目の側面は、それらの有害な化学物質が免疫に影響し、正常なアレルギー反応を混乱させて暴走させ、激しいアレルギー症状を起こさせていることです。

食品や生活環境中に存在する化学物質の中には、免疫能力、内分泌や神経機能を障害させてしまう物質が多くあります（有機リン系殺虫剤、ネオニコチノイド系殺虫剤、有機塩素系殺虫剤、PCB・ダイオキシン、有機スズ化合物、有機水銀、黄体ホルモンや卵胞ホルモンなど女性ホルモン、トランス脂肪酸、プラスチックの可塑剤など、さらに東日本大震災後は原発事故による放射線）。これらの化学物質によって低下した免疫力を補うために、アレルギー反応を強くさせて生体防衛をしているようにみえます。

したがって、アレルギーを治療するときは原因となっているアレルギー原因物質を食品や生活環境中から極力排除し、日本人としての体質にあった食生活をすることと同時に、アレルギーを悪化させている環境・食品中の化学物質を減らすとアレルギー症状は軽くなっていきます。同時に、神経や行動、情動が正常に機能し、その正常な発達も促されます（図表44）。

アレルギーはさまざまな毒物やそれに相当する化学物質から体を守るための高度に進化した哺乳動物しか持っていない免疫の仕組みです。アトピー性皮膚炎は体内に入ってしまった毒物や化学物質を排泄するための仕組みです。アレルギーやアトピー性皮膚炎によって体内の毒物や化学物質を減らし、健康を維持しようとしています（図表45）。

図表44　環境からみたアレルギーの治療法（再出）

食環境

- 放射線、ダイオキシン、PCB、有機塩素系化学物質、有機リン系化学物質、ネオニコチノイド系殺虫剤、有機水銀、有機スズ、ヒ素など免疫を低下させ神経を過剰興奮させる化学物質で汚染された食品を避ける
- 女性ホルモン作用・抗男性ホルモン作用を有した化学物質、女性ホルモンを含む食品の摂取を避ける
- トランス脂肪酸、硬化油脂（食用加工油脂）の摂取を減らす
- 食物繊維・ビタミン類・抗酸化物質を多く食べる

日本という土地・生活環境に適した食べ方・暮らし方をつくり出す

生活環境

- 空気・水・土の汚染を減らす努力をする
- ホルムアルデヒド・室内揮発性化合物VOC・有機リン系殺虫剤・有機塩素系殺虫剤・合成洗剤（界面活性剤）・タバコ煙等による室内汚染を減らす
- ディーゼル車排気・除草剤など外気中の化学物質汚染を避ける
- 揮発・溶出する化学物質が含まれる合成樹脂・ワックスなどの使用を控える
- 寝具を洗って掃除機をかけ、ダニ・花粉・カビ・動物抗原・土ぼこり（ダニ・カビ、化学物質などを含む）などの影響を受けないようにする

これらは同時に、神経・行動・情動の正常な発達をうながす

図表45　アレルギー、アトピー性皮膚炎は毒物を排泄して体を守る仕組み

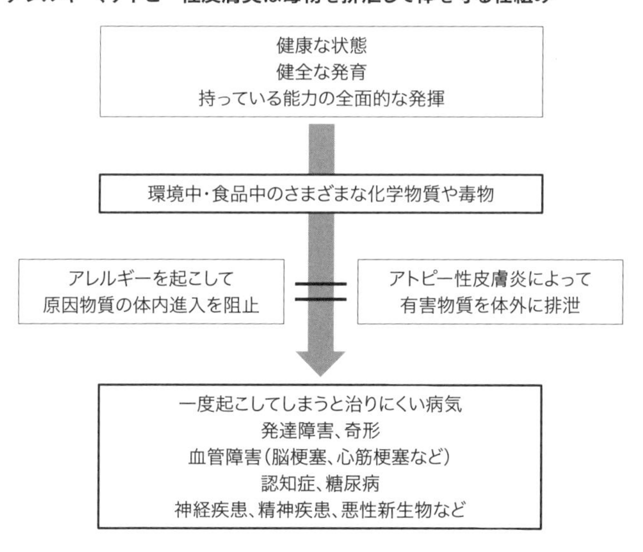

アレルギーを起こせない状態では、何らかの防衛策をしないかぎり毒物や化学物質が体内に入ってきてしまいます。そして、いつか大きな病気を起こすことになります。アレルギーやアトピー性皮膚炎がある人は、体内に入ってしまった毒物や化学物質をアトピー性皮膚炎で体外に排出し、さらにはアレルギーを使って体内に入らないようにして体を守っています。

アレルギーやアトピー性皮膚炎がない人は、①毒物や化学物質が少ない良好な環境状態にいる人か、②毒物や化学物質を処理する能力が高い人か（これらの状態ではいい健康状態が保たれます）、または、③アレルギーやアトピー性皮膚炎によって毒物や化学物質を排除することができず最終的には大きな病気を起こすことになる人か――この３つに分かれます（図表46）。

図表46　化学物質の曝露・排泄とアレルギー・アトピー性皮膚炎

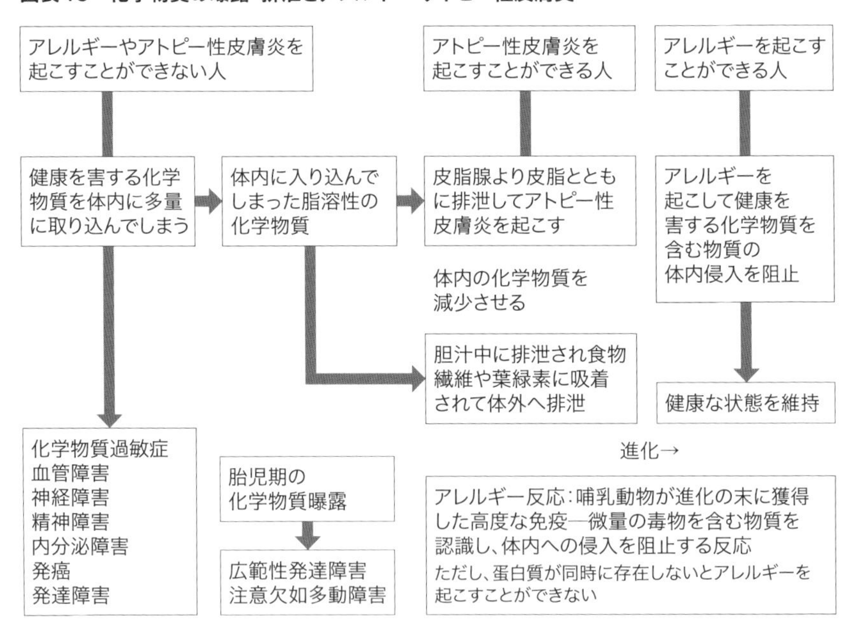

第2章

環境汚染化学物質の影響

はじめに

現在の生活では､さまざまな化学物質が環境中や食品中に存在しています。これらの化学物質の中には、私たちの生活に有益なものもありますが、過去に製造されて有害であることがわかり生産は中止されたがまだ残存しているもの、効果の一面だけが強調され有害な面が忘れ去られたり隠されたりして使い続けられているものなどが存在しています。

これらの化学物質の中には、神経や免疫（アレルギー)、内分泌に影響して体調を崩させる影響力をもった物質が多数存在します。これらの有害な化学物質をなるべく避けて暮らすことが健康を良い状態に維持するために必要です。

人は古来共存してきた自然界の物質に対しては、有害なものを見つけてそれを体外に排除する防衛システムを進化の過程で獲得しました。それがアレルギー反応です。ところが、人類が新たにつくり出したさまざまな化学物質に対しては、それを認識する仕組みを持っていません。そこで、自然界の物質とそれに含まれている、または、接着している化学物質が同時に存在するとき、自然界の物質に対してアレルギーを起こして、含まれている化学物質を同時に体外に排除するようになりました。

したがって、アレルギー疾患を治療するためには、アレルギーだけをみても治っていきません。日本人としての子どもの生活や食事、環境の問題を考え、子どもがもっている能力を最大限発揮しながら十分に発達できるような食生活（日本人に適した食生活）と生活環境、それはつまり、アレルギーを起こす必要がない状態をつくりだすことが必要です。

アレルギーは環境中の原因物質に接触することで起こります。ダニや花粉、カビ、動物の上皮や毛だけでなく、食物も同様に接触することでアレルギーを起こします（食物アレルギーは食べて起こるという間違った認識が治療を妨げてきました)。したがって、本人の食事だけでなく、環境としての家族

図表47　内分泌・神経・免疫のネットワークに及ぼす化学物質の影響

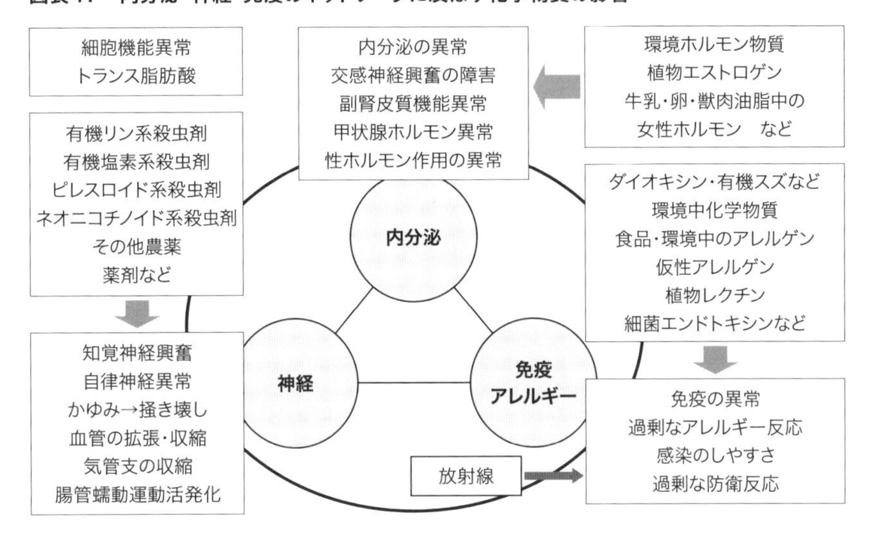

の食事内容も重要です。

また、アレルギー疾患の発病には、免疫力の低下などさまざまな病的な生態反応が誘因となりますが、それにはトランス脂肪酸やさまざまな化学物質が影響していることもわかってきました。

アレルギーを起こす必要がない状態をつくりだすためには、アレルギーだけでなく、化学物質など、環境中のさまざまな問題を解決していく医療が必要です（臨床環境医学という手法です）。食品、空気、水、土などに含まれる自然物や気象・気候、人が作り出した人工的な物質など、環境中のさまざまな物質や状態から受ける影響を考えて治療し、病気を治していく医療です。

ある人は、アレルギーを起こしやすく、ある人はアレルギーを起こしにくいのはどうしてでしょうか？　両親からもらった遺伝子によってある程度は運命づけられていますが、胎児期・乳児期・幼児期を通して環境中のさまざまな要因が影響していることがわかってきています（図表47）。

子どもたちは生後、体内から出て、外部環境にさらされると、さまざまな抗原に曝露され、常在細菌叢の影響を受けて免疫系が発達します。正常発達では外部環境・体内環境に応じて免疫を変化させる能力が獲得されると思われます。

アレルギー児は、生まれてから、環境中の抗原（食物やダニ、花粉、ペット、ウイルス、細菌、カビなど）の刺激によってアレルギー反応を過剰にさせるようになります。したがって、生後すぐからの環境整備や食物アレルギーに対する対策が必要です。また、正常な腸内細菌が、免疫を刺激し、粘膜免疫を発達させ、アレルギーを起こさないようにするための免疫を発達させます。正常な腸内細菌を育てるためには、野菜に含まれるオリゴ糖を十分摂取することが必要です。煮た野菜や、醗酵食品が必要です。

そして、これらの胎児期から小児期にかけての免疫発達に、多種の化学物質が影響していると思われます。

現代の生活環境や食生活のなかに潜む多種の化学物質から子どもたちが受ける影響は、いまだ未解明な点が多いのが実情です。しかし、現実に起きていることも事実です。とくに、胎児期（とくに初期）や乳児期に受ける影響は臓器の形成や発達に影響し、不可逆的な変化をもたらす可能性があります。幼児期以後もさまざまな化学物質の影響を受けます。機能的な発達期での影響は、可逆的であると思われこの時期の環境汚染への配慮は即、病状の改善につながります。

胎児期に胎盤を介して、生まれた後は母乳やミルクを介して、そして食品を介してさまざまな環境汚染化学物質やトランス脂肪酸などが体内に取り込まれていきます。これらの物質は健康状態を壊してしまうため、体は体外に追い出そうとします。皮脂腺から油脂に含まれた状態で排泄されるとアトピー性皮膚炎が起きます。皮膚は犠牲になりますが、体内はきれいになります。皮膚では噴き出したトランス脂肪酸などの影響でバリア機能が壊されます。また、噴き出した油脂を餌にして常在菌であるマラセチアが異常に増えます（マラセチアは健康な状態では皮膚の油脂を食べて分解し、皮膚の他の常在菌のエネルギー源を提供しています）。増えたマラセチアにアレルギーを起こし、アレルギー症状が悪化します。そこに、細胞膜を壊してしまう作用がある合成洗剤（とくに強力な障害作用がある陽イオン系の合成洗剤：柔軟仕上げ剤やリンスなど）や空中除菌剤・消臭剤などによってさらに皮膚のバリア機能は損なわれてしまいます。

また、必須脂肪酸であるω６系、ω３系脂肪酸の欠乏がセラミドの形成を傷害し皮膚のバリア機能をさらに低下させます。

明らかなアトピー性皮膚炎がなくても、汚染された油脂を含む汗や合成洗剤、必須脂肪酸欠乏は皮膚のバリア機能を低下させます。

この状態の皮膚に環境中のさまざまな物質（ダニ、カビ、花粉、動物上皮、食物など）が接触し体内に侵入してくることによって、アレルギーが進行していきます（図表48）。

図表48　化学物質汚染とアレルギー

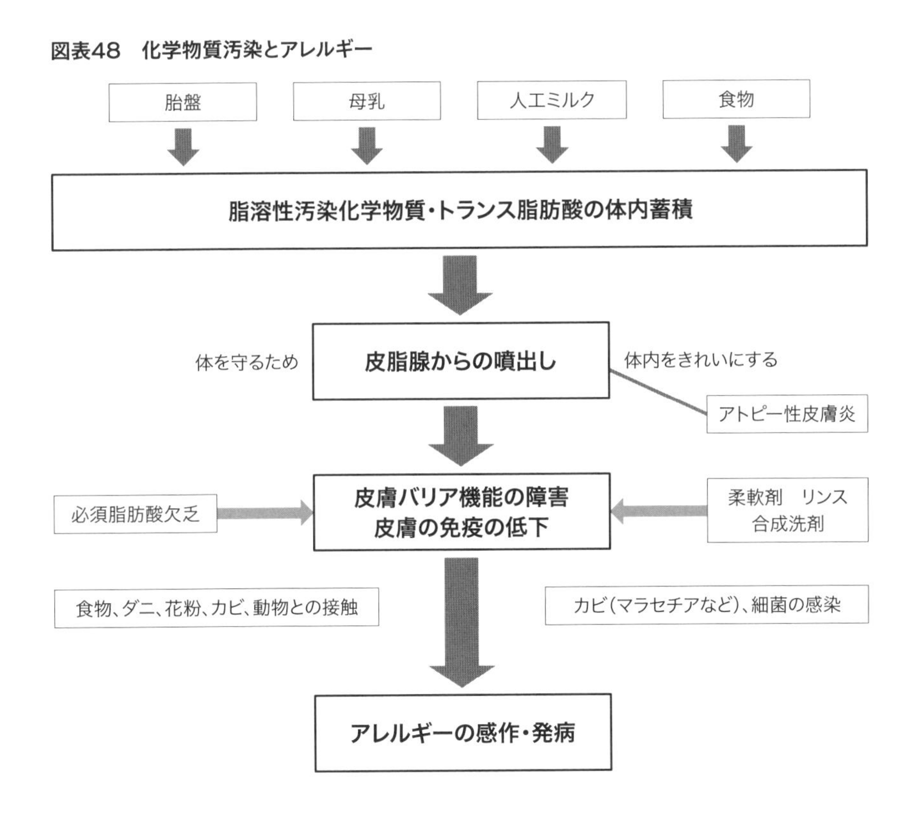

2- 1　必須脂肪酸の欠乏と脂肪酸代謝の異常がアレルギーを悪化させる

私のクリニック（以下、当院）では、アレルギーの検査だけでなく血液の脂質中の脂肪酸の検査を実施してきました。すでに1万人以上の人で3万回以上の検査を実施しました。脂質中脂肪酸分画検査は血液中脂質の脂肪酸をガスクロマトグラフィーで測定します。

この検査の利点の一つは、野菜、獣肉油脂、魚油脂、種子などの食品に含まれる脂肪酸は、それぞれ異なるため、脂肪酸の結果を見ると、野菜摂取、獣肉摂取、魚介類摂取、各種植物性油脂摂取の過剰、または、不足が判断でき、食事療法が的確に行なえるようになります。

この検査の最大の目的は、脂肪酸の異常を見つけ、トランス脂肪酸の影響の有無を判定することです。この結果からさまざまなことがわかってきました。

脂肪酸とは？

❶　脂肪酸は油脂の原料です。細胞膜の構成主要因子であり、さまざまな生体反応とかかわっており、その不足や過剰な状態は多くの病気、発達の障害を引き起こすことがわかっています。また、アレルギー疾患の発病には、小児期早期の必須脂肪酸摂取が大きな影響を及ぼしていることがわかってきています。

細胞を覆っている細胞膜は、リン脂質が2列に並び、細胞膜の内側と外側を形成しています。この細胞膜を構成するリン脂質には2つの脂肪酸の足があります。リン脂質に組み込まれた脂肪酸の種類によって細胞膜の流動性や働きが変化します。また、細胞膜を構成する脂肪酸は遊離して活性物質（ロイコトリエンやプロスタグランディンなどでエイコサノイドといいます）となり、さまざまな生体反応を起こします（図表49）。

図表49　生体内の脂肪酸は細胞膜を形成しさまざまな生体反応を起こす

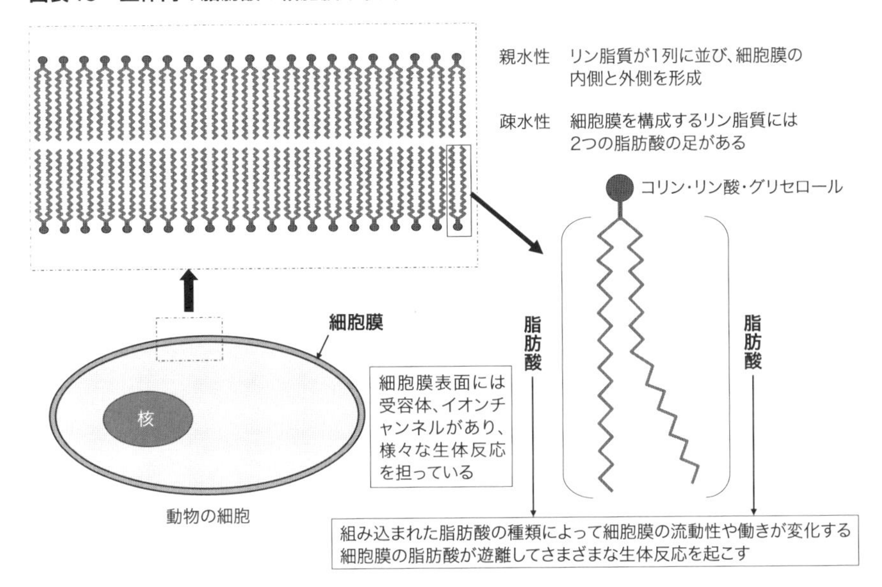

❷　ω-6系脂肪酸であるリノール酸、およびその代謝物であるアラキドン酸、ω-3系脂肪酸であるαリノレン酸（リノレン酸と同じ）、およびその代謝物であるエイコサペンタエン酸（EPA）、ドコサヘキサエン酸（DHA）は、動物体内では生成できないため、食事から摂取しなければいけない必須脂肪酸であり、欠乏すると健康状態を維持できなくなります。

リノール酸の欠乏は成長障害、免疫力低下、皮膚の障害などを起こします。エイコサペンタエン酸、ドコサヘキサエン酸は脳神経系や視力の発達、およびその機能の維持に必須です。アレルギー疾患、アトピー性皮膚炎では、アラキドン酸（ω-6系脂肪酸）低値または欠乏状態、αリノレン酸およびその代謝物であるエイコサペンタエン酸、ドコサヘキサエン酸（ω-3系脂肪酸）が低値または欠乏状態の例が多くいます（必須脂肪酸欠乏症）。また、ω-6系脂肪酸とω-3系脂肪酸は、皮膚の保湿・防御（バリア）機構の構築に深く関わっているセラミドの構成要素であり、脂肪酸の異常はセラミドの形成に影響し、皮膚の保湿・防御機能を低下させてアトピー性皮膚炎を悪化させる

図表50　アレルギー疾患を有する例1,626件の必須脂肪酸状態

	リノール酸 C18:2 ω6	アラキドン酸 C20:4 ω6	リノレン酸 C18:3 ω3	エイコサペンタエン酸 C20:5 ω3	ドコサヘキサエン酸 C22:6 ω3	エルシン酸 C22:1 ω9	リノール酸、または、アラキドン酸の異常	αリノレン酸、または、エイコサペンタエン酸、または、ドコサヘキサエン酸の異常	アラキドン酸／リノール酸比が0.2未満	エイコサペンタエン酸／αリノレン酸比が1.0未満
基準未満%	1.4	4.7	1.4	7.9	10.3		6	14.8	60.6	30.5
基準以上%	12.7	10.9	9.5	2.7	6.7	12.4	15.7	15.3		

	リノール酸、アラキドン酸、αリノレン酸、エイコサペンタエン酸、ドコサヘキサエン酸のどれかが低値（必須脂肪酸欠乏）	リノール酸、アラキドン酸、αリノレン酸、エイコサペンタエン酸、ドコサヘキサエン酸、エルシン酸のなんらかの異常
異常%	18.0	44.5

と考えられています。

2005年12月から2007年５月まで、脂肪酸分画検査実施したアレルギー疾患を有する例1,626件（生後２ヶ月〜85歳）の結果をみると、リノール酸、アラキドン酸、αリノレン酸、エイコサペンタエン酸、ドコサヘキサエン酸など必須脂肪酸が基準値以下（欠乏状態）の例は、1.4〜10.3%の高率であり、これらのうちのどれかが欠乏状態の例は18.0%、欠乏状態または過剰な状態の例は44.5%にもなります（図表50）。

❸　アレルギー症例の中には、リノール酸やαリノレン酸の代謝障害を起こしている例が多いことが報告されています。トランス脂肪酸は、リノール酸からアラキドン酸への代謝障害（ω-6系脂肪酸）、αリノレン酸からエイコサペンタエン酸への代謝障害、エイコサペンタエン酸からドコサヘキサエン酸への代謝障害（ω-3系脂肪酸）を起こします。脂肪酸の代謝障害は必須脂肪酸の欠乏を起こし、アレルギーを悪化させます（図表51）。

この場合、リノール酸を含む肉や卵、牛乳、植物性油脂は十分食べているのでリノール酸は不足していないにもかかわらず、リノール酸の代謝物であるアラキドン酸は不足状態となり、十分な免疫が発揮できず、アレルギー反応で足りない免疫を補って体を守ろうとしている状態になっています。または、野菜は十分に食べているためαリノレン酸は十分にあるにもかかわらず、

図表51　必須脂肪酸の代謝経路とその障害

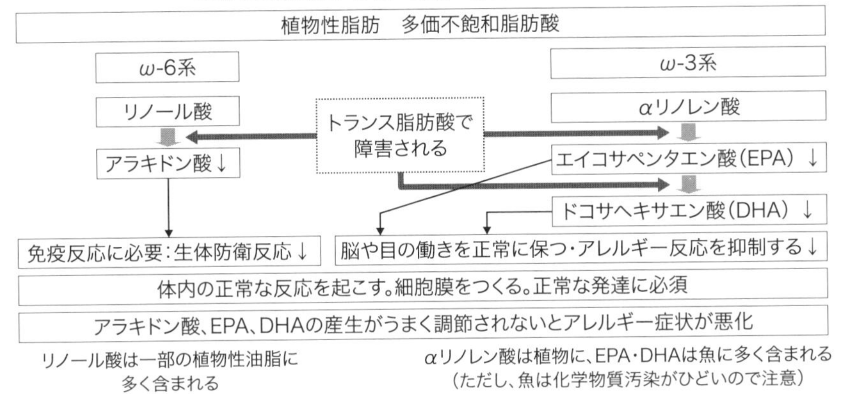

エイコサペンタエン酸やドコサヘキサエン酸は不足状態となり、アレルギーを抑える力が足りなくなりアレルギーが悪化、脳の働きがうまくいかない状態になっています。

食事療法を行ない、トランス脂肪酸の摂取を減らすと、代謝障害が改善され、体全体の免疫が正常化して、アレルギー症状が改善します。

❹　リノール酸から代謝されて産生されるω-6系の脂肪酸（アラキドン酸など）の過剰状態は、アレルギー炎症の悪化、炎症反応の悪化を招きます（図表52）。この状態は古典的な高ω-6系脂肪酸血症の状態です。この場合は、食事指導によって、ω-6系の脂肪酸の摂取量の低下を図ることで、臨床症状改善が望めますが、この状態のアレルギー児はあまり多くありません。喘息治療で使われるようになったロイコトリエン受容体拮抗剤は、アラキドン酸から産生される活性物質を抑制し、喘息発作を軽減させます。ところが、アレルギー児で多く見られるω-6系の脂肪酸リノール酸系の代謝障害例でアラキドン酸が低値の例、ω-3系の脂肪酸αリノレン酸系の代謝障害例でエイコサペンタエン酸やドコサヘキサエン酸低値例にロイコトリエン受容体拮抗剤を

図表52　必須脂肪酸の過剰や欠乏で起こる症状

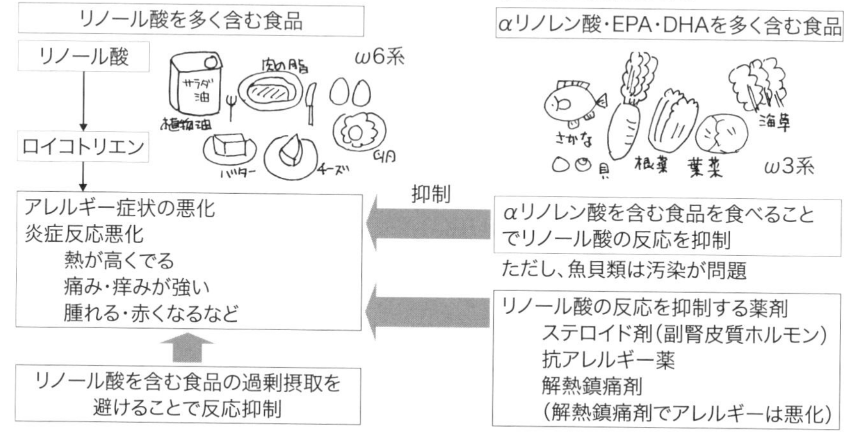

長期投与すると、感染症の頻発、多動・情緒障害などを起こす可能性があります。

❺　αリノレン酸代謝物であるエイコサペンタエン酸から産生される活性物質（エイコサノイド）は、アラキドン酸から作られる活性物質に比べると作用が穏やかで、アラキドン酸から作られる活性物質の生成と拮抗するため、リノール酸系脂肪酸（代謝されてアラキドン酸が産生される）摂取量と、αリノレン酸系脂肪酸摂取量との比が問題とされています。αリノレン酸および、その代謝産物であるエイコサペンタエン酸やドコサヘキサエン酸の低下は、アレルギー症状、炎症反応を悪化させます。

アレルギー症例では、αリノレン酸、エイコサペンタエン酸、ドコサヘキサエン酸が低い例が多く（野菜の摂取が少なく、トランス脂肪酸の摂取が多いことを意味しています）、とくに重症例で多くみられます。

2-2 アトピー性皮膚炎における皮脂腺からの異常な脂肪酸の噴き出し

皮膚は、汗腺から分泌された水溶性の汗と皮脂腺から分泌された皮脂で正常な状態に保たれています。

アトピー性皮膚炎では毛の根元の部分の皮脂腺が腫れ、赤くなってかゆみを生じ、かくことで皮膚が壊れてしまいます（図表53)。

皮膚の状態をデジタル拡大鏡で拡大してみると、正常者との差は歴然としています。

正常な皮膚では毛の根元に腫れや発赤はありませんが、アトピー性皮膚炎では毛の根元が腫れ、赤くなり、かゆみを起こします。

頭の皮膚は、正常な状態では皮脂で覆われ、きれいな状態ですが、アトピー性皮膚炎の人の頭では毛の根元が腫れ上がり、皮膚は赤くただれ、皮膚がはがれ落ちて多量のフケとなります。

アトピー性皮膚炎の人ではよく「耳切れ（耳たぶの下や上の部分が切れて赤くただれます)」が起こります。食物日誌で食べたものを調べ、脂肪酸検

図表53　汗による皮膚の保護と汗によるアトピー性皮膚炎の悪化

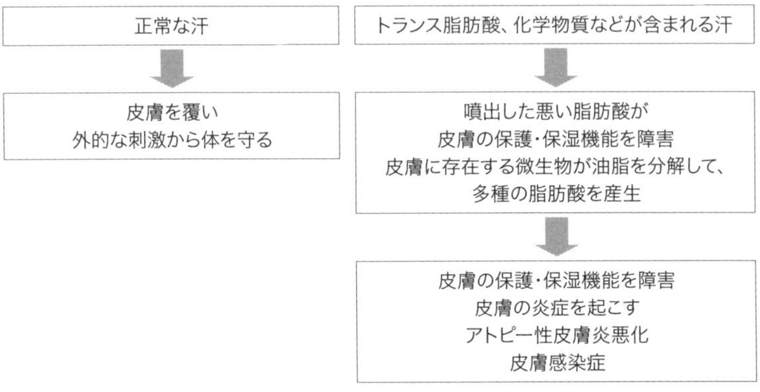

正常な汗
↓
皮膚を覆い
外的な刺激から体を守る

トランス脂肪酸、化学物質などが含まれる汗
↓
噴出した悪い脂肪酸が
皮膚の保護・保湿機能を障害
皮膚に存在する微生物が油脂を分解して、
多種の脂肪酸を産生
↓
皮膚の保護・保湿機能を障害
皮膚の炎症を起こす
アトピー性皮膚炎悪化
皮膚感染症

図表54　アトピー性皮膚炎の軽減

アトピー性皮膚炎は、体内の有害物質を皮膚から排泄し、からだを守っている

ダイオキシン、PCB、殺虫剤、有機スズ、ヒ素、フッ素などの化学物質
トランス脂肪酸　　など

汚染された食品を食べなければ、皮膚からの排泄が少なくなる

食物繊維、葉緑素を十分食べ、有害物質を付着して、便から排泄されると皮膚からの排泄が少なくなる

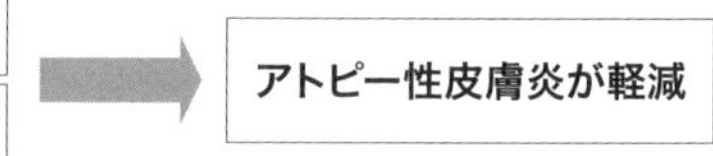

査で脂肪酸の状態を調べると、アトピー性皮膚炎の人、耳切れがある人は、トランス脂肪酸を含む脂肪の摂取が多く、化学物質で汚染された油脂の摂取が多い、野菜など抗酸化物質・食物繊維の摂取が少ないなどの特徴があります。これらの脂肪酸や油脂が頭部の皮脂腺から分泌され、耳たぶの下や上にたまって炎症を起こし、耳切れとなると思われます。トランス脂肪酸や汚染された油脂の摂取を減らし、野菜類をきちんと食べるようになり、アトピー性皮膚炎が改善してくると耳切れも改善します（図表54）。

耳切れがあるときは、トランス脂肪酸や汚染された油脂の摂取が多いため、細胞膜機能の低下、血管機能の異常、過剰な炎症反応、アレルギー反応激化の状態になり、さまざまな症状が悪化しやすくなります。

アトピー性皮膚炎は体を病気から防御する免疫反応の一種と考えると、体内にたまった異常な油脂を体外に排泄して体を守っている、と考えることができます。

野菜類をきちんと食べて食物繊維の摂取が多い場合は、これらの異常な油脂が食物繊維に付着して便として体外に排泄できますが、食物繊維の摂取が少なかったり、汚染された油脂の摂取が多かったりする場合は、皮膚から噴き出し、アトピー性皮膚炎を起こします。また、噴出したトランス脂肪酸は、皮膚のバリア機能をつくっているセラミドの脂肪酸に影響し、皮膚のバリアー機能や保湿機能を壊している可能性があります。

母乳の場合、お母さんの体脂肪に蓄積されたこれらの異常な油脂が母乳に

多量に分泌され、赤ちゃんの体に入っていきます。そのため、授乳して1～2ヶ月すると皮膚から噴出しが始まります。母親が食事に注意して異常な油脂を含まない食べ物を食べると、食事中の油脂が優先して母乳中に出るため、赤ちゃんのアトピー性皮膚炎は軽減します。お母さんが空腹状態で授乳すると母親の体脂肪が使われて、母乳中に含まれるようになり、この母乳を飲んだ赤ちゃんのアトピー性皮膚炎は悪化します。

アトピー性皮膚炎は異常な脂肪の皮脂腺からの分泌と、周囲のさまざまなアレルギー原因物質への接触（食物、ダニ、動物の皮膚・毛・排泄物）、花粉、カビなどへの接触や経口摂取が組み合わさって起こります（とくに、乳児の場合は、接触度が高い家族（母親のみでなく家族の人全員）の食べ物、ペット、ダニから大きな影響を受けます）。

いったん体に取り込まれた脂質はすぐには体外に出て行きません。トランス脂肪酸を減らした食生活を子どもでは半年から1年、大人では1年以上続けると、皮膚からの異常な脂質の噴き出しが少なくなります。冬から夏にかけて、汗をかきにくい季節から、汗が出やすい時期に移行するときに悪化します。また、運動や入浴など汗をかくと悪化します。

夜間、布団に落ちたフケや皮膚のカスには噴出した油脂が付着しており、そのままにしておくと、夜寝たときに再度皮膚に付着してアトピー性皮膚炎を起こします。朝、起きたら掃除機を寝具にかけて、夜に落としたフケや皮膚のカスを取り除く必要があります。

アトピー性皮膚炎では、トランス脂肪酸などの異常な脂質を汚染化学物質と同時に皮膚から排泄して体を守っています。したがって、異常な脂質を汚染化学物質の摂取が多く、アトピー性皮膚炎がひどくない人、アトピー性皮膚炎があったが軽減してきている人、食物繊維の摂取が少ない人（汚染油脂は食物繊維に付着し排便されます）は、これらの異常な脂質や汚染物質を体内に溜め込み、アレルギー反応を激化させ、アナフィラキシーを起こしやすくさせている可能性があります。

2- 3 植物性油脂中のトランス脂肪酸

調理に使う油脂は、大きく分けて動物性脂肪の飽和脂肪酸（獣肉油脂、牛乳、卵に含まれる）・一価不飽和脂肪酸、多価不飽和脂肪酸（野菜、種子、芋類、海草、魚に含まれる）に分かれ、多価不飽和脂肪酸には必須脂肪酸のω-6系不飽和脂肪酸（リノール酸）とω-3系不飽和脂肪酸（α-リノレン酸）が含まれます。アレルギー疾患の起こしやすさには、ω-6系不飽和脂肪酸の過剰摂取とω-3系不飽和脂肪酸の摂取不足、酸化した脂肪（過酸化脂質）の摂取量、トランス脂肪酸の摂取量が関係しています。

トランス脂肪酸や化学物質が含まれる油脂は皮脂腺から噴き出てアトピー性皮膚炎を起こします。噴き出た部位では免疫力が落ちて感染症を起こします(皮膚の感染症)。頭の皮脂腺から噴出たトランス脂肪酸は耳の下にたまり、耳の下が切れます（耳切れが起こります)。

トランス脂肪酸とは？

植物性油脂（不飽和脂肪酸）に人工的に水素を添加して液状の油脂を固化させた硬化油脂（マーガリン、ショートニング)、ヘキサンなどの溶媒を使って高温で精製された植物性油脂（市販大豆油、コーン油、米油、ナタネ油、綿実油など)、高温の植物性油脂を使って調理した食品（揚げ物、フライ、天ぷら)、植物性油脂を含み高温で調理された食品（スナック、冷凍食品など）には、これらの人工的な操作によって発生したトランス脂肪酸が多く含まれていることがわかってきました。

トランス脂肪酸は、反すう動物の腸内細菌によってつくられ、反すう動物（牛、羊、山羊など）の肉や乳脂肪中に含まれていますが、それ以外の自然な状態では存在しない脂肪酸で、構造が天然に存在するシス型ではなく、トランス型になっています（図表55)。

注）水素が炭素原子の同じ側に結合した状態をシス型、反対側に結合した状態をトランス型といいます。

図表55　トランス脂肪酸の構造

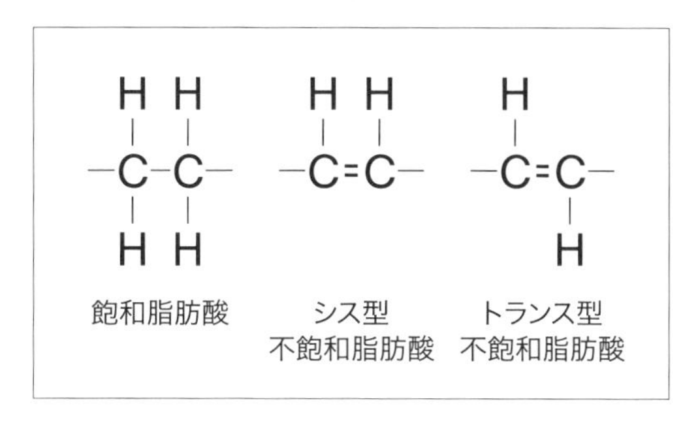

不飽和脂肪酸は生物の細胞膜をつくっていますが、細胞膜をつくるためには不飽和結合部で折れ曲がったシス体の構造が必要です。直線構造をしたトランス体の不飽和脂肪酸が細胞膜の構造内に紛れ込むと、細胞膜は正常な働きができなくなる可能性があります。血管内皮、気道粘膜、消化管粘膜、皮膚などの細胞も含め体内の細胞機能が障害されて、生物反応が正常に行なえなくなり、病気を起こす可能性があります。

また、天然の不飽和脂肪酸は体内で代謝され、さまざまな生物活性を有する物質（プロスタグランディンやロイコトリエンなど）になります。トランス脂肪酸は、体内では代謝されないため、これらの不飽和脂肪酸代謝物の生理作用をかく乱すると思われます。この結果、アレルギー症状・神経系の症状を悪化させ、心臓病や糖尿病などの発生を高めます。

1998年、Aroたちは、ヨーロッパの人たちはトランス脂肪酸を、乳製品から30%、牛肉など肉類から10%、植物油脂・魚油加工品から60%摂取していると報告しています。

疾患との関係での報告

①トランス脂肪酸は、コレステロールやLDL－C（LDLコレステロール：悪玉コレステロール）を上昇させ、炎症反応を増加させ、血管内皮を損傷させるため、虚血性心疾患に悪影響を起こすとして注目されています。

②トランス脂肪酸の摂取量が多くなると気管支喘息、アレルギー性鼻炎、ア

トピー性皮膚炎などアレルギー疾患の罹患率が上がることが報告されています。

トランス脂肪酸が炎症反応を悪化させることから考えると、トランス脂肪酸の摂取が多い人ではアレルギー症状が激しくなると思われます。

③胎児や乳児の発達に影響を及ぼす可能性が指摘されています。

④その他、トランス脂肪酸は認知症を起こす可能性も考えられています。

各国の対応

これらのトランス脂肪酸の影響を考慮して、WHO・FAO食事・栄養及び慢性疾病予防に関する合同専門家協議会（2003年）やアメリカの食品医薬品庁（FDA、2004年）では、食事中のトランス脂肪酸摂取量を総摂取エネルギーの１％以下にするよう勧告しています。デンマークでは2004年から加工食品に使われる油脂中のトランス脂肪酸含有率を２％以下に規制、オランダでも油脂中のトランス脂肪酸が規制されています。また、カナダでは2003年よりトランス脂肪酸の表示が義務付けられました。アメリカでは2006年１月からトランス脂肪酸の表示が義務付けられます。デンマークやオランダ以外のヨーロッパ諸国でも表示や規制が行なわれています。

アメリカでは2018年より、トランス脂肪酸の食品への添加が禁止されます。それに呼応して、日本の企業も低トランス脂肪酸のマーガリンの販売が開始されています。また世界保健機関（WHO）は、マーガリンなどに含まれるトランス脂肪酸を2023年までに世界の食品から一掃することを目指し、段階的な戦略を発表しました。

デンマークは2004年に、世界で初めて特定の食品に含まれるトランス脂肪酸を規制し、同国の食品供給網からほぼ一掃しました。その結果、規制法の施行から３年後、デンマークで心臓血管系の疾患により死亡した人が、１年間に10万人あたり14.2人減少したと2015年の医学誌に報告されています。

日本では、厚生労働省の公衆衛生審議会が1999年に出した「第６次改訂日本人の栄養所要量」で、トランス脂肪酸の摂取量増加が動脈硬化症の危険性増加につながることが指摘されています。ですが、日本では、トランス脂肪酸摂取量がアメリカやヨーロッパ諸国に比して少ないということから、表示義務化が見送られています。

しかし、個人的な食生活、とくにアトピー性皮膚炎やアレルギーの患者さんでは、多量に摂取している例が多いこと、アトピー性皮膚炎やアレルギーの予防のためには、心臓病を予防するための摂取量の規制よりさらに厳しくする必要があることなどが考えられることから、早急に表示義務化が必要です。トランス脂肪酸含有量の表示がされれば、どれほど多くのトランス脂肪酸を食べてきたのか、各個人で認識することができるようになります。

【対　策】

トランス脂肪酸の摂取を減らし、適量のω-6系と十分な量のω-3系の不飽和脂肪酸を摂取することが大切です。

注意すべき油脂食品

❶植物性油脂に水素を添加して液状の油脂を固化させた硬化油脂を含む以下の食品の摂取はしないようにします。

・マーガリン（トランス脂肪酸が10～13%程度含まれる）

・ファットスプレッド（トランス脂肪酸が４～７%含まれる）

・クッキーやケーキなどショートニングが含まれる食品

・卵を使用していないマヨネーズなど

❷植物性油脂を人工的に加工した油脂は摂取を控えます。

人工加工油脂には、1.5～５%程度のトランス脂肪酸が含まれています。

❸高温で油脂を抽出・精製した植物性油脂の摂取は控えます。

市販大豆油、米油、コーン油、ナタネ油（キャノーラ油）、綿実油など

❹高温の植物性油脂を使って調理した食品・植物性油脂を高温で加工した食品は控えます。

揚げもの・フライ類、油で揚げたスナック菓子類、揚げせんべい、クッキー、冷凍食品、マヨネーズ、アイスクリーム、レトルトカレー、コーヒー用ミルク、チョコレートなど

❺揚げもの調理に使った油を何回も使わないようにします（ただし、揚げも

の調理自体をしないことが望ましい）

❻農薬が残留した原料（ポストハーベストされた輸入穀物）からつくった油脂は避けます。
輸入大豆からつくった大豆油、輸入トウモロコシからつくったコーン油、輸入ナタネからつくったナタネ油、輸入小麦のフスマからつくった小麦胚芽油など

油脂摂取の方法

❶トランス脂肪酸含有が少ない植物性油脂を使う

グレープシード油（ソルレオーネ社グレープシード油のトランス脂肪酸含有は0.6ｇ/100ｇ油脂と低いが、他社のグレープシード油は高いものが多い）、有機栽培エクストラバージンオリーブオイルなど

❷高温で加熱調理するときに使える油

1）一価飽和脂肪酸や飽和脂肪酸が多いため、熱に強い油：
　ヤシ油［パーム油］（ダーボン社有機パーム油ショートニング）、
　ココナッツ油
2）飽和脂肪酸：ラード（豚脂：汚染がない餌で飼育された豚の脂）
＊以下はω-3系よりは加熱に強いが、なるべく加熱したくない油
　ω-3系が少なくω-6系の不飽和脂肪酸が多い油：
　グレープシード油、オリーブ油、ゴマ油

❸ω-3系の不飽和脂肪酸（α-リノレン酸）の摂取

α-リノレン酸は日本人が昔から多く摂取している白菜・キャベツ・大根などナタネ科、エゴマ、シソなどシソ科、カボチャ、ネギ、ピーマン、トマト、ホウレン草、春菊などの野菜、芋類、大豆、マメ科植物、果実に多いので、野菜（生野菜、ゆで野菜）、野菜たっぷりの汁物、芋類、豆類、豆製品・大豆醗酵物、果実などを適量摂取することで、十分な量のω-3系の不飽和脂肪酸（α-リノレン酸）を摂ることが必要です。

もし、上記の野菜などの食品が十分食べられず、油脂で補う場合は、汚染

が少なく、トランス脂肪酸が生成されないように低温で絞り、酸化しないように酸素を遮断した方法でつくられた亜麻仁油（フラックス油）を使います。アメリカのフローラ社やオメガニュトリッシュ社がこの方法で亜麻仁油をつくっています。ω-3系の油脂は加熱で変性しトランス脂肪酸ができやすいので高温では使えません。サラダなど40℃以下の温度の料理に少量を使います。成人で大さじ1/2（7.5cc）杯/日、子ども小さじ1/2杯（2.5cc）/日、乳児小さじ1/4杯（1.25cc）/日程度。

❹母乳の摂取

人工ミルクの乳脂肪や植物性油脂はトランス脂肪酸を含んでいます。母親が食べたトランス脂肪酸は、母乳中に分泌されます。最良の方法は、母親が、トランス脂肪酸を含む油脂食品は食べないようにして、バランスよく油脂を食べ、母乳を与えることです。

アレルギーの人に薦めたい油脂の摂取方法

オリーブ油やグレープシードオイル（ソルレーネ社）は高温で変性するので、加熱しすぎないように使います。揚げ物など油を多量に高温で調理する料理はしないでください。炒め物は、油脂を使わずにテフロン加工のフライパンでいため、熱が冷めてからグレープシードオイルをかけると変性しません。

豚肉を調理するときは、豚の油脂（ラード）そのものを使います。

通常は、少量のオリーブ油やグレープシードオイルを使い、同時に、野菜を十分に摂ることで、ω-6系とω-3系不飽和脂肪酸をバランスよく摂取できます。どうしても、野菜が不足で、ω-3系が不足する場合は、少量の亜麻仁油（フローラ社）やエゴマ・シソ油（トランス脂肪酸量が少ないもの）を温野菜やサラダに使います。高温での調理、オーブンでの調理には、トランス脂肪酸含有が少なく熱で変性しにくいパーム油（ダーボン社有機パーム油ショートニングが良いでしょう）を使います。

2- 4 知覚神経を刺激しアレルギー反応を悪化させる化学物質

知覚神経とアレルギー反応とは、互いに密接に影響し合いながら働いています（図表56）。

皮膚や粘膜がアレルギーや感染症、掻くなどの物理的な損傷、合成洗剤や化学薬品などによって障害を受けると、知覚神経末端が露出します。

露出した知覚神経の末端に化学物質が影響すると、知覚神経は刺激によって興奮を起こしやすくなります。神経の興奮は神経を逆行性に伝わり（軸索反射）、鼻がはれる、顔がむくむ、鼻水が出る、気管支喘息を起こす、腸が動いてごろごろして下痢をするなどの症状が起こります。同時に、神経から分泌された神経ペプチドはアレルギー反応を起こす細胞（肥満細胞）に影響して、アレルギー反応を悪化させます。

肥満細胞から分泌されたヒスタミンは、神経を刺激し、悪循環を形成します。知覚神経の興奮は三叉神経でも起こり、頭痛を起こさせます。神経興奮は脳に伝わり、さらには交感神経、副交感神経を介して全身の臓器の障害を

図表56　化学物質による神経系と免疫系の反応亢進

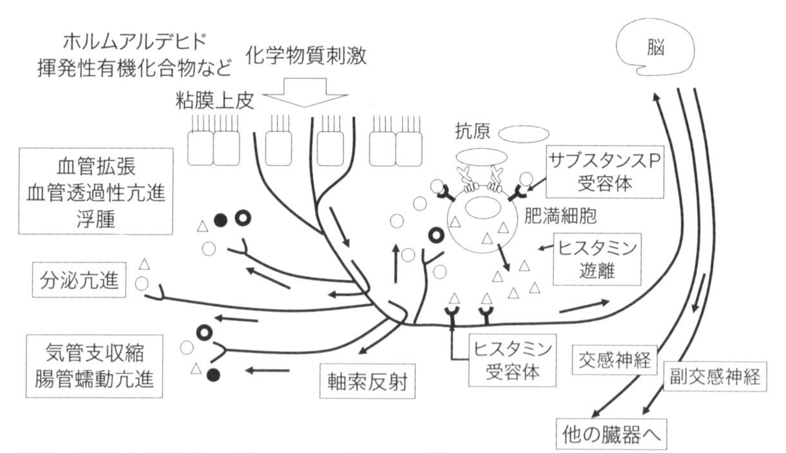

起こします。神経系の反応とアレルギー反応が同時に進行しながら、症状が起こっているわけです。

環境を汚染し知覚神経を刺激する化学物質は、家の中にたくさんあります。合板や接着剤から揮発するホルムアルデヒド、塗装に使われるトルエンやキシレン、畳や床下に殺虫剤・シロアリ駆除剤として使われる有機リン系殺虫剤やピレスロイド系殺虫剤やネオニコチノイド系殺虫剤、合成樹脂から揮発するフタル酸エステルなどの可塑剤、モニターなどに使われる有機臭素系難燃剤、ワックスに含まれる有機リン系化合物などが室内汚染の原因になります。

赤ちゃんや小さい子どもたちは床のすぐ上で生活しているため、ワックス、床下のシロアリ駆除剤、畳の有機リン系殺虫剤、じゅうたんや、床の合板から揮発する化学物質、塗料などで床が汚染されていると影響が大きくなります（図表57）。

室内にある建築材以外のものからも汚染が生じます。タバコの煙やクリーニング液、塩化ビニール製のおもちゃから揮発する可塑剤（フタル酸エステルなど）、防虫剤（パラジクロロベンゼン、ピレスロイド系殺虫剤）、殺虫剤、芳香剤、化粧品、柔軟剤の強い人工香料の臭いなどが原因です（図表58）。

タバコの煙には多数の有害な化学物質が含まれています。タバコを吸っている人がいる家では、気管支喘息を発病しやすいことがわかっています。タバコは、部屋の中では吸わないことが原則です。小さい子どもたちの前や家の部屋（隣の部屋でも同じ）で喫煙すれば、子どもに病気を起こさせてしまいます。タバコの煙の中にはダイオキシンも多量に含まれています。

屋外では、ディーゼル車の排気ガス、防虫駆除のための殺虫剤や除草剤、工場の排気などが影響します。室内空気が悪いからと換気しようとしても、外気の汚染があると、換気でさらに悪くなってしまうということが起こります。

図表57　家屋・家具から揮発する化学物質

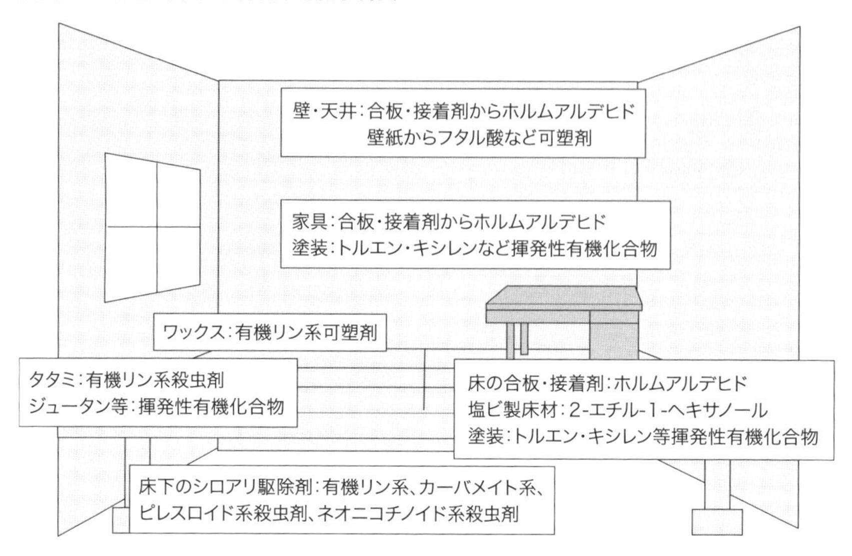

図表58　室内の化学物質

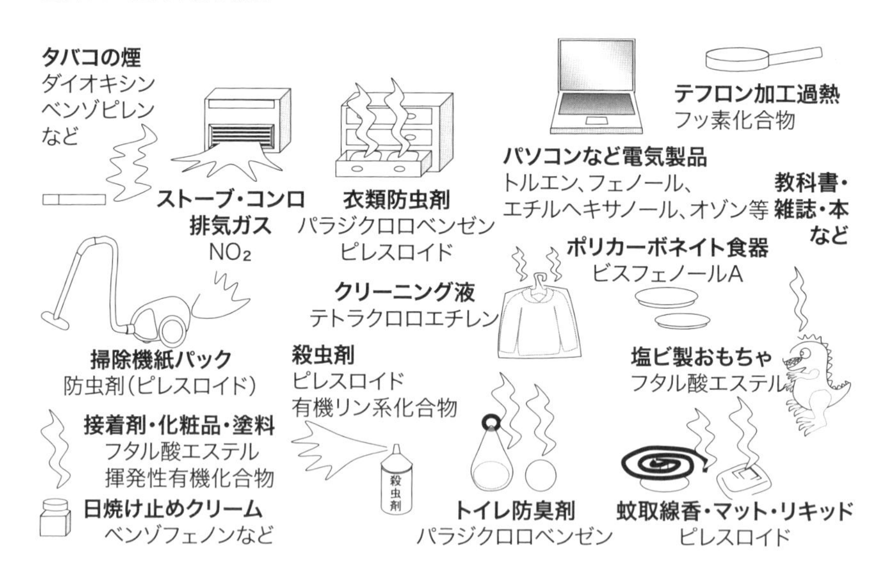

2- 5 ディーゼル車排気ガスはアレルギー・食物アレルギーを悪化させる

アレルギーを悪化させている環境汚染物質の一つにディーゼル車の排気ガスがあります。スギ花粉と同時に、ディーゼル車の排気ガスが存在すると、花粉症を発病することがわかっています。ブタクサを使った人の実験でも、ディーゼル車の排気ガスを花粉と同時に鼻に入れると、IgEの産生が高くなることが報告されています。

ディーゼル車の排気ガスは部屋の中にも入ってきますので、道路沿いの家では、ダニのアレルギーも誘発させている可能性があります。

動物実験では、卵蛋白質とディーゼル車排気ガスを同時に食べさせると、食物アレルギーがひどくなることがわかっています。吸い込んだガスや粒子は、鼻だけではなくて、鼻に入った量の半分ぐらいは飲み込まれて、消化管に入ることがわかっています。

したがって、大気汚染のある地域では、アレルギー性鼻炎や気管支喘息だけではなくて、食物アレルギーも同時に悪化している可能性があります。ディーゼル車の排気ガスは規制が始まっているので、対策がうまく行なわれて環境中から減少するとアレルギー疾患が軽症化していく可能性があります。

2- 6 アレルギー反応を悪化させる殺虫剤・防虫剤・農薬

有機リン系殺虫剤

神経を異常な過敏状態にさせてアレルギー反応を悪化させる

自律神経は体中にはりめぐらされ、全身の臓器の状態を調節しています。環境の変化や体内の変化に応じて、自律神経がスムーズに動いて臓器の働きを変化させられることが、健康状態を正常に保つためには重要です。殺虫剤は微量で神経興奮を起こすことがわかっています（図表59）。

過去に使われたDDTなどの有機塩素系殺虫剤や、現在も使われている有機リン系やピレスロイド系殺虫剤などの殺虫剤は、微量が作用すると神経の興奮を起こさせます。多量に使うと神経は麻痺し、働かなくなります。有機リン系殺虫剤は、アセチルコリンの分解を障害するため、分解せずに増加したアセチルコリンが、肥満細胞（アレルギーを起こす細胞）に作用し、アレ

図表59　化学物質（殺虫剤・防虫剤）による神経興奮伝達の障害

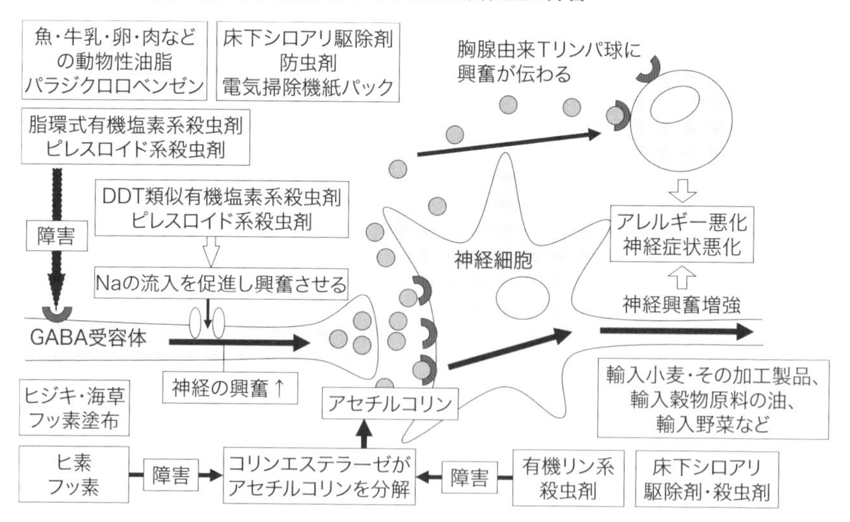

ルギー反応が過剰に亢進する可能性があります。したがって、殺虫剤による過剰な神経系の興奮は、アレルギー反応を悪くさせる方向に傾く可能性が高いのです。有機塩素系殺虫剤の多くは過去に使用禁止になりましたが、いまだ生物の体脂肪中に残留蓄積されており、魚・牛乳・卵・肉などの動物性油脂を介してヒトの体に侵入してきます。

スギ花粉によってアレルギー性結膜炎を起こすモルモットを使った実験では、投与した有機リン系殺虫剤トリクロロフォンの濃度が高くなるとアレルギー性結膜炎の程度が激しくなることが報告されています。

神経細胞膜の興奮は、細胞膜にあるナトリウムチャネルが開いてナトリウムが細胞外から細胞内に流入することで始まります。DDTなどの有機塩素系殺虫剤やピレスロイド系殺虫剤は、正常な神経興奮とは関係なく、ナトリウムチャネルを開きナトリウムを細胞内に流入させ、神経細胞を常に興奮状態にさせてしまいます。その結果、神経細胞は正常な働きができなくなります。

防虫剤のパラジクロロベンゼンも同様の作用を持っていると思われ、パラジクロロベンゼンはアレルギー反応を悪化させます。

また、一部のピレスロイド系殺虫剤（タイプII）や脂環式有機塩素系殺虫剤（現在は使用が禁止されたが魚・牛乳・卵・獣肉油脂中に残留）はGABA受容体（神経の興奮を抑制する作用を起こす）を阻害し、神経の興奮の抑制を障害し、結果として過剰な神経の興奮を起こします。

殺虫剤は自律神経を刺激し、過剰な神経興奮を起こし、アレルギー症状を悪化させます。クロルピリホスメチル、マラチオン、フェニトロチオン、ジクロルボスといった有機リン系殺虫剤が食品や環境中に存在します。

有機リン系殺虫剤の微量､慢性的な摂取によっていろいろな症状が出ます。鼻水が止まらない、咳が止まらない、痰が多い、ゼーゼーする、かゆみがひどい、吐く、下痢、おなかが痛くなる、手足が冷たい、便秘になる、ボーっとしている、よだれが多い、多動、うまく行動できないなどです。年長児や大人では、頭痛、吐き気、集中力・記憶力の低下、視力の低下などが起こります。

有機リン系殺虫剤は神経伝達物質であるアセチルコリンの分解を障害するため、分解せずに増加したアセチルコリンが神経の異常な興奮を起こし、さまざまな症状が起きます。また、免疫系にも影響して、アレルギー反応が過剰に起こる可能性があります。

子どもたちの発達にとって、セロトニン神経系の発達はとても大切です。最近、発達期に有機リン系殺虫剤に曝露されるとセロトニン神経系の発達が障害されることがわかってきました。セロトニンの神経系の障害でじんましん、偏頭痛、シックハウス症候群、注意欠陥多動、うつ病が多くなることが懸念されます。

有機リン系農薬は、例えば食品では輸入小麦に多く入っています。輸入小麦は輸入時にクロルピリホスメチル、マラチオン、フェニトロチオンなどの有機リン系農薬を混ぜて運ばれてきます。このように収穫後に使われる農薬を「ポストハーベスト農薬」といいますが、なぜ収穫後に農薬が必要かというと、害虫の国外への持ち出し、国内への侵入を防ぐためです。アメリカから輸入される小麦は、船便でパナマ運河を経て赤道近くの高温多湿の海上を移動して日本へ運ばれてきます。その輸送の途中で虫が発生しないように収穫後に農薬を混ぜています。

この農薬は小麦の外殻に多く残留します。一番残留農薬の濃度が低い内側の部分が一等粉として市販の小麦粉に使われ、外側の２等粉は学校給食のパンに使われます。安い小麦です。そして一番外側（フスマ）は牛や鶏など動物のエサになります（図表60）。

国産の小麦粉は、ポストハーベストをしないため、有機リン系殺虫剤の残留は少なくなります。したがって、アレルギーのある子どもはもちろん、子どもたちが食べる学校給食には国産の小麦粉を使うべきです。

また、カップラーメンやインスタントラーメン、乾麺などの小麦の麺にも農薬の残留があることがわかっています。ファーストフード店のハンバーガーに使っているパンからも有機リン系殺虫剤の残留が見つかっています。カ

図表60　輸入小麦のポストハーベスト（収穫後農薬使用）

有機リン系殺虫剤（クロルピリホスメチル、マラチオン、フェニトロチオン）

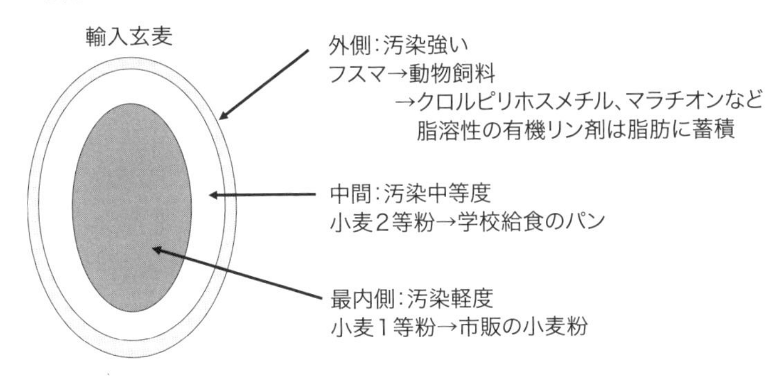

ップラーメンの麺やこれらの店舗で使用している小麦も輸入小麦です。

小麦粉を買うときは農薬の残留が少ない国産の小麦を選んでください。

また、小麦粉と同じように輸入の大豆やトウモロコシもポストハーベストされて運ばれてきます。とくに日本人は納豆や豆腐など大豆製品を多量に食べるので、輸入大豆の残留農薬は注意が必要です。子どもはとくに輸入大豆を使った豆腐や納豆、大豆油は極力食べないようにし、農薬の残留が少ない国産大豆の製品を食べるようにしましょう。

輸入トウモロコシの多くは、牛や鶏、豚などのエサとして使われます。私たちの口には、トウモロコシの残留農薬が肉に残留する形で入ってきます。それを避けるためには肉を選ぶ際、その動物がどのようなエサを食べているのか知る必要があります。

有機リン系殺虫剤は食品中だけでなく、私たちの身の回りにも多く存在します。例えばジクロルボスという有機リン系殺虫剤は室内に吊るして使用する殺虫剤に使われています。有機リン系殺虫剤は動物実験では多動を起こすことがわかっています。ヒトの子どもでの調査でも注意欠陥多動障害のリスクが高くなることが報告されています。厚生労働省は、人のいるところでは使ってはいけないという通達を出しています。

他に室内では畳の防虫シートにフェニトロチオン、フェンチオンなどの有機リン系殺虫剤が使われています。このような防虫シートを使用している畳の上で生活することで、慢性的に揮発した有機リン系殺虫剤をあびることになります。とくに、乳幼児では畳の上で生活する時間が長いため、大きな影響がでます。

床下のシロアリ駆除剤にもフェニトロチオンなどの有機リン系殺虫剤が使われています。シロアリ駆除剤も防虫シート同様､その上で生活している間、慢性的に揮発した有機リン系殺虫剤をあびることになります。とくに、乳幼児がいる場合は注意が必要です。

有機リン系殺虫剤を使用した観賞用植物などの室内への持ち込みも日常的に殺虫剤を体内に取り込むことになります。子どものいる家庭では、子どもが花などを触った手を口に入れてしまうことも考えられます。

殺虫剤以外にも家庭や保育園、学校の床に使用するワックスには可塑剤としてトリブトキシエチルフォスヘート（TBXP：リン酸トリエステルの一種）などの有機リン化合物が使用されている製品があります。また、合成樹脂に難燃剤として使われている有機リン剤も有機リン系の化学物質です。家庭な

図表61　有機リン系殺虫剤の体内への侵入経路

①輸入小麦（特に学校給食のパン）・野菜
　国産農作物での残留
②屋外での水田や住宅地・庭での散布
③有機リン系殺虫剤を使用した観賞用植物の室内への持ち込み
④床下の白蟻駆除剤使用
⑤畳に使われた防虫シートからの揮発
⑥ワックスに含まれる有機リン化合物
⑦合成樹脂に難燃剤として使われた有機リン剤
⑧学校・バス・電車・飛行機・映画館などの公共施設の燻蒸
　（有機リン剤またはカーバメイト剤＋ピレスロイド剤）

どで床にワックスをかける時は、有機リン化合物の入っていない天然素材だけのワックスを選ぶ必要があります。

室内だけでなく、屋外でも私たちは有機リン系殺虫剤を日常的に体内に取り込んでいる可能性があります。家庭菜園や近所の公園の害虫駆除、学校・バス・電車・飛行機・映画館などの公共施設での害虫駆除のために散布している殺虫剤も有機リン系殺虫剤のものがあります。屋外での殺虫剤の散布は自分だけでなく、周辺の人にまで害を及ぼす危険性があります（図表61）。

有機リン系化合物の解毒能力は個人差、年齢差がある

有機リン系化合物の解毒能力（解毒酵素paraoxonase活性）には遺伝子レベルで個人差があり、「安全」と思われてきた有機リン系殺虫剤でも、ある人にとっては強い毒性を持つことがわかってきました。また、その解毒能力は年齢の小さな子どもでは弱いこともわかってきています。

2000年７月、有機リン系殺虫剤クロルピリホスは、アメリカにおいて完全に規制され購入ができなくなりました。日本では、母ラット曝露における新生児の神経発達への影響及び新生児脳への形態学的影響から、1μg/㎥(0.07ppm)、ただし、発達過程にある小児の場合には、その影響の強さを考慮して10分の１である0.1μg/㎥（0.007ppm）という室内濃度指針値が厚生労働省からだされました。

有機リン系殺虫剤の微量慢性曝露で起こる症状

有機リン系殺虫剤の微量、慢性的な摂取によっていろいろな症状がでますが、子どもたちで多い症状は、鼻水が止まらない、咳が止まらない、痰が多い、ゼーゼーする、痒みがひどくて止まらない、よく吐く、下痢、おなかが痛くなる、手足が冷たい、便秘になる、ボーっとしているなどです（図表62)。年長児や大人では、頭痛、吐き気、集中力・記憶力の低下、視力の低下などが起こります。アレルギー疾患をすでに持っている場合は、その症状が悪化します。

また、最近の研究で、有機リン系殺虫剤の一部は多動を起こすこと、男性ホルモンを抑制すること（男性ホルモンはアレルギー反応を抑える作用があるため、男性ホルモンの抑制はアレルギー悪化につながります）、発育期に曝露するとセロトニン神経の発達を障害することなど、子どもたちの発達に影響する多くの問題点があることがわかってきています（図表63）。

図表62　有機リン系殺虫剤の慢性曝露で起こる症状

副交感神経刺激症状
暗くて見えにくい（縮瞳）
ピントが合わない
起立性調節障害
立ちくらみ
車酔い
よだれが多い
鼻水がとまらない
涙がとまらない
痰が多い
気管支喘息の悪化
かゆみが止まらない
腹痛
吐き気・嘔吐
下痢

交感神経刺激症状
頻脈
発汗
手足の指先のしびれ
指先が冷たい
便秘

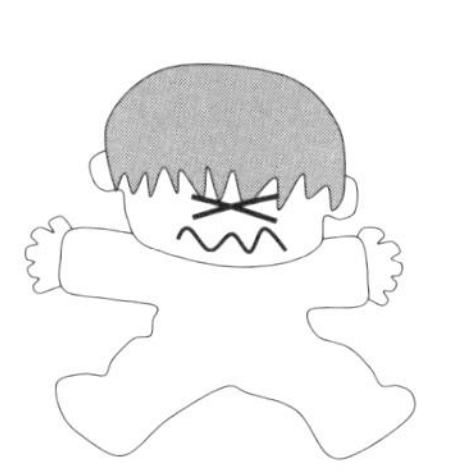

中枢神経症状
高度な理解力の低下
記憶力低下
注意力低下
頭痛
めまい
平衡機能障害
片足立ちができない

その他の症状
疲れやすい
力が入らない
筋肉がぴくぴくする
勃起障害
反射の亢進・減弱
筋肉萎縮

図表63　発達期に曝露した有機リン系殺虫剤の影響

最近の研究

有機リン系殺虫剤
カーバメイト系殺虫剤

セロトニンの代謝の障害
セロトニン神経系の調節障害

発達期に曝露した有機リン系殺虫剤

セロトニン神経系の発達の障害

シックハウス症候群・化学物質過敏症、
蕁麻疹などアレルギー悪化、発達障害、うつ状態など

■ヒ素とフッ素

ヒジキなど海草や魚介に含まれるヒ素や虫歯予防で使われるフッ素は、コリンエステラーゼの働きを阻害し、有機リン系殺虫剤の作用を強くさせてしまう働きがあります。

とくに無機ヒ素は発がん性の問題があります。ヒジキには無機ヒ素がたくさん入っています。よく健康志向の人ほどヒジキを子どもに食べさせる傾向があります。ヒジキ以外の海藻をほどほどに食べるほうがよいでしょう。

ヒジキに大量の無機ヒ素が含まれることがわかったのは、イギリスで日本食が大流行し、さまざまな日本の食材がイギリスに入ってきたため、イギリス政府（FSA：食品規格庁）が国民の健康問題の観点から全ての食材の化学物質を調べたことからです。この調査結果はイギリス政府のホームページに掲載されています。

その後、日本の厚生労働省は、水で戻したヒジキなら毎日５g程度なら一生食べても発がん性はないという報告をしました。しかし、懸念されるのは発がん性の問題ではなく、有機リン系殺虫剤への抵抗力が低下してしまうことです。もっと少ない量で影響が出る可能性があります。したがって、基本的にヒジキはおすすめしません。健康のために子どもにヒジキを食べさせようとするのは、やめたほうがよいでしょう。調べると世界でヒジキを食べている国は日本と韓国以外はありません。他の国ではヒジキは毒物とみられています。

虫歯予防のために使われているフッ素も赤血球コリンエステラーゼに結合し、殺虫剤の影響力を強くします。したがって、アレルギー症状を悪化させ、多動を起こしやすくなる可能性があります。フッ素の多量摂取では激しい中毒症状が起き死亡することもありますが、少量でもコリンエステラーゼ活性を障害し、殺虫剤の影響を強くしますので、おすすめしません。

とくに洗口剤は基本的に濃度がかなり濃いため、子どもに使用させることはやめたほうがいいでしょう。歯磨き粉の中のフッ素も練り歯磨き剤10gぐらいを食べると小さな子だと中毒量になります。もし間違って食べると吐き気やその他いろいろな中毒症状を引き起こす可能性があります。フッ素は歯にだけ塗ることができれば虫歯予防に効果がありますが、使用すれば口の中の粘膜から吸収したり、飲み込んでしまったりするので、歯だけに使用することは困難です。

お茶にも微量のフッ素が含まれています。お茶を飲むことで、微量のフッ素を利用しましょう。ただし、お茶はネオニコチノイド系殺虫剤の残留が高くなっているので、無農薬栽培、有機栽培のものを使いましょう。

■ピレスロイド系殺虫剤・防虫剤

有機リン系の殺虫剤のほかにも神経を刺激しアレルギーを悪化させる殺虫剤があります。ピレスロイド系の殺虫剤です。有機リン系殺虫剤と同様、微量、慢性的な摂取で神経を異常に興奮させアレルギー症状を悪化させます。また、2013年には、ピレスロイド系の殺虫剤が注意欠陥多動障害のリスクを上昇させることが疫学調査で報告されています。

蚊取り線香や蚊取りマットの殺虫成分もピレスロイド系殺虫剤です。他にもクローゼットや衣装ケースで使用する防虫剤、畳やじゅうたんの下に敷いて使う防ダニシートにも含まれています。噴射式殺虫剤もピレスロイド系殺虫剤です。これらは臭いのほとんどしない殺虫剤・防虫剤として、主に室内で広く使われています。

しかし、臭いがしないと知らないうちに多量に吸い込んだり皮膚から吸収したりしてもそれに気づかない可能性があり、危険です。

■有機塩素系殺虫剤・防虫剤

パラジクロロベンゼンは有機塩素系の防虫剤です。多くの有機塩素系殺虫剤は使用が禁止されましたが、この殺虫剤だけが使用され続けています。

パラジクロロベンゼンは神経系を異常に興奮させて殺虫効果を発揮します。これもやはりアレルギーの症状を悪化させ、神経の発達に影響を及ぼします。

トイレの便器の中で転がっているカラフルな防臭剤を見た記憶があるかと思いますが、これもパラジクロロベンゼンが主成分です。東京都では学校や公共施設では使わないように指導があり、現在は使われていないと思います。

宮城県ではつい最近使用が禁止されました。使用している間は、慢性的にパラジクロロベンゼンを体内に取り込むことになります。

有機塩素系殺虫剤の多くは、有害性（残留性が強い）が明らかになり、過去（1970年代）に使用禁止になりましたが、いまだに生物の体脂肪中に残留蓄積されており、魚・牛乳・卵・肉などの動物性油脂や植物性油脂を介して私たちの体に侵入してきます。

■ネオニコチノイド系殺虫剤・農薬

近年では、有機リン系殺虫剤の代用として、ニコチン受容体を刺激して殺虫効果を引き起こす（タバコを吸っていないのにタバコを吸ってニコチンが作用した状態と同じになります）ネオニコチノイド系殺虫剤の使用の頻度が増してきました。有機リン系殺虫剤が皮への残留が高く、一定量は水で洗い落とすことができることに対して、ネオニコチノイド系殺虫剤は植物に浸透性が高く、果肉にも残留が高いため、洗っても落ちず、食した場合に人体への影響が大きいことが特徴です。

また、ニコチンが神経発達に悪影響を与えることは多くの研究から明らかになっており、今後、注意が必要な殺虫剤です。果物や茶での残留が多いので、注意が必要です。

ネオニコチノイド系殺虫剤は、有機リン系殺虫剤に代わって増えてきています。農薬や家庭での殺虫剤・防虫剤、ペットのノミ取りなど幅広く用いられています。

タバコに含まれるニコチンは脳の発達にとって有害です。とくに子どもたちにとってタバコは神経の発達を障害することが明らかになっており厳禁ですが、このネオニコチノイド系殺虫剤は、ニコチンが人体に与える影響に酷似し、タバコを吸っていないのに、タバコを吸っているのと同じようなさまざまな悪影響を体に及ぼします。このように体に与える影響がニコチンに似ているため、ネオニコチノイドという名前がついています。

有機リン系殺虫剤は神経伝達物質であるアセチルコリンの分解を障害するため、分解せずに増加したアセチルコリンが、神経系の異常な興奮を引き起こしますが、ネオニコチノイド系殺虫剤はアセチルコリンの受容体に直接作用して神経伝達物質のように働き、異常な神経の興奮を起こします。このため、有機リン系殺虫剤と同じように神経系の過剰な興奮が起き、アレルギー症状を悪化させます。

ネオニコチノイド系殺虫剤の使用の増加と関連して世界的にミツバチが大量死・大量失踪するという報告が増加しました。この殺虫剤を使った作物の花から蜜を集めたミツバチに異常が起きて､巣に戻れなくなってしまいます。巣を飛び出して行ったミツバチがそのまま自分の巣に戻れなくなり、巣には女王蜂だけが残り、最後には巣が全滅してしまうということです。日本でも同じような報告が多くあります。

このためヨーロッパ諸国では、ネオニコチノイド系殺虫剤の使用の禁止や制限をしている国があります。

洗い流せないネオニコチノイド

ネオニコチノイド系農薬には、さらに大きな問題があります。有機リン系殺虫剤は作物に使用しても、水洗いすることである程度は除去することが可能でした。しかし、ネオニコチノイド系農薬は作物に浸透する浸透性農薬です。作物の根元にまかれたネオニコチノイド系農薬は、根から吸い上げられ葉や果肉に染み込んでいきます。したがって、有機リン系殺虫剤を使用した作物なら皮をむけばある程度農薬を減らすことができましたが、ネオニコチノイド系農薬を使用した作物は果肉の中にも農薬が入っており、皮をむいても農薬は減りません。ですから基本的に洗い流すということができません。

欧米の最大300倍も“甘い”日本

さらに問題なのは、日本の農薬の安全基準が甘いことです。例えば、ネオニコチノイド系農薬のアセタミプリドの残留農薬基準値（ppm）で比較すると、EUではイチゴに対する基準値が0.01ppmでアメリカでは0.6ppmなのに対し、日本では３ppmとEUの300倍、アメリカの５倍です。お茶も同様に高く、EUの300倍の基準値です。市販で売られている500mlのペットボトルの緑茶を１本飲むと中毒症状が起こると言われています。

ネオニコチノイド系農薬は、人間の神経系と昆虫の神経系は違うため、虫には効いて人には効かないという宣伝文句で売り出されましたが、実はそうではなく、人間にもかなり影響があることが最近わかってきました。脳神経科学者の黒田洋一郎先生がネオニコチノイドや有機リン系の殺虫剤は、脳の発達に障害を引き起こすと警告しています。ですので、家庭や保育園では、できれば農薬を使っていないか、少ない農作物を子どもたちに食べさせてあげて欲しいと思います。

2-7 ここまでのまとめ

図表64　ここまでのまとめの表

<table>
<tr><td rowspan="5">殺虫剤・
防虫剤</td><td>パラジクロロベンゼン、ピレスロイド系防虫剤、ネオニコチノイド系殺虫剤を使用しない</td><td>神経系を異常に興奮させて、神経症状を起こし、アレルギー症状を悪化させる。神経発達を障害し多動などを起こす。
公園、バス・電車など交通機関、図表書館・博物館・映画館など、農地・果樹園などでの殺虫剤散布に注意。</td></tr>
<tr><td>防虫剤を使用している紙パックは使わない</td><td></td></tr>
<tr><td>電気蚊取、蚊取線香、ディートは使わない</td><td></td></tr>
<tr><td>防虫畳（有機リン系殺虫剤使用）を使わない</td><td></td></tr>
<tr><td>床下にシロアリ駆除剤を使わない</td><td></td></tr>
<tr><td rowspan="5">吸入性
化学物質</td><td>トルエンなど揮発性有機化合物（塗料・新築家屋建材等から揮発）を吸い込まない</td><td rowspan="5">知覚神経を刺激して神経系を異常に興奮させて、神経症状を起こし、アレルギー症状を悪化させる。</td></tr>
<tr><td>タバコの煙は吸い込まない、触らない</td></tr>
<tr><td>石油ストーブの排気に注意（換気をする）</td></tr>
<tr><td>自動車排気ガス（とくに、ディーゼル車排気ガス）を吸い込まない</td></tr>
<tr><td>化粧品、香料に注意</td></tr>
<tr><td rowspan="2">その他の
化学物質</td><td>合成洗剤、柔軟仕上げ剤は使わない（石けんを使う）</td><td>皮膚・粘膜保護作用を低下させアレルギーを悪化</td></tr>
<tr><td>アルミ製の調理器具や食器を使わない</td><td>神経系の発達に影響</td></tr>
</table>

2-8 有機塩素系化学物質と重金属の汚染

有機塩素系殺虫剤は魚・鶏肉・卵・牛肉・牛乳・獣肉脂、植物性油脂に、PCB・ダイオキシン類は魚・鶏肉・卵・牛肉・牛乳・獣肉脂・米油、植物性油脂に、有機スズ化合物は魚脂、貝類、イカの内臓に、有機水銀は魚（とくに大型の魚）、サメ、鯨類に残留・蓄積があり、胎児期から小児期の子どもたちの発達に影響を及ぼすことが懸念されています（図表65）。これらの食品は、汚染度をよく見極めたうえで、汚染がないものを選択し、摂取を避けることが必要です。

PCB、ダイオキシン、有機水銀、有機塩素系殺虫剤などの有害物質は免疫力を低下させ、アレルギー症状を悪化させます。

ダイオキシンは規制法ができてから食品への残留が減ってきましたが、PCBはまったく減っていません。千葉大学との共同研究で、子どもたちのPCB血中濃度を測りましたが、魚や市販の植物性油脂、油脂加工品をたくさ

図表65　有機塩素系化学物質と重金属の汚染と対策

<table>
<tr><th>化学物質・重金属</th><th>含有する食品</th><th>起こる状態</th><th>対策</th></tr>
<tr><td>有機塩素系殺虫剤</td><td>魚・鶏肉・卵・牛肉・牛乳・獣肉脂、植物性油脂</td><td>神経系を異常に興奮させ、神経症状を起こし、アレルギー症状を悪化させる。神経発達を障害し多動などを起こす</td><td>いい環境で、汚染が少ない餌を食べて育てられた豚肉を食べる（脂・レバーは避ける）</td></tr>
<tr><td>PCB・ダイオキシン</td><td>魚・鶏肉・卵・牛肉・牛乳・獣肉脂・米油、植物性油脂</td><td rowspan="3">免疫力を低下させアレルギーを悪化させる。神経発達を障害し多動などを起こす</td><td>小魚・食物連鎖の初期にいる若い魚・油脂が少ない魚を食べる</td></tr>
<tr><td>有機スズ化合物</td><td>魚脂、貝類、イカの内臓</td><td rowspan="2">汚染されていない魚介類を選ぶ</td></tr>
<tr><td>有機水銀</td><td>魚（とくに大型の魚）、サメ、鯨類</td></tr>
</table>

ん食べている子どもたちは、PCB濃度が高くなっています。

もう一つ注意しなければいけないことは、PCBを含む食品をたくさん食べていたお母さんが赤ちゃんを産んで母乳を与えると、母乳を与えた期間に比例して赤ちゃんの血中PCB濃度が高くなることです。

PCBのような油脂に溶ける有害物質は、魚、鳥肉、牛肉など獣肉の脂身、卵、牛乳、植物性油脂などの油脂に蓄積されています。PCBなどの有機塩素系化合物は魚介類に最も高い濃度で残留しています。日本人のダイオキシンの摂取量は減少しましたが、PCBの摂取量は、依然として高く、変化していません。

ダイオキシンの環境中への排泄は減少していますが、汚染はまだ続いています。ダイオキシンは魚、鶏肉、牛肉の油脂、卵、牛乳に残留があります。例えば魚でダイオキシンの濃度が高いのはマグロ、スズキ、カジキ、アナゴ、ブリなど大型で長時間生き、食物連鎖の上位にいる魚たちです（図表66、67)。保育所で気をつけてほしい食材は、よく給食で使われるカジキです。肉と同じように調理できる調理のしやすさのためと思いますが、カジキはダイオキシンやPCBの濃度が高く、有機水銀濃度も高いのです。

2004年、アメリカ食品医薬品局（FDA）は、魚介類に含まれる水銀が健

図表66　食物連鎖による汚染物質の生体濃縮

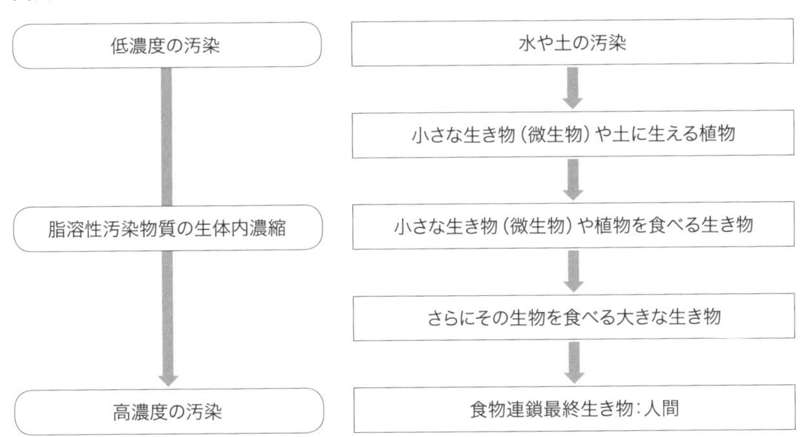

図表67　脂溶性環境汚染化学物質が生体濃縮を起こす食べ方

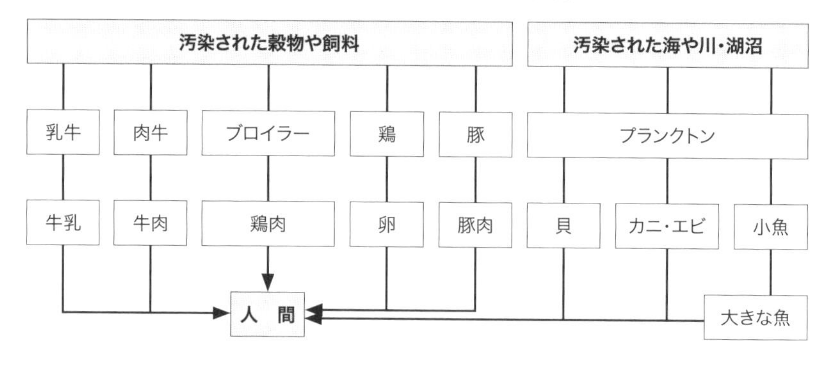

食物連鎖を増やして食べると、ヒトは高濃度の汚染が進む

図表68　食物連鎖を飛び越えて食べる

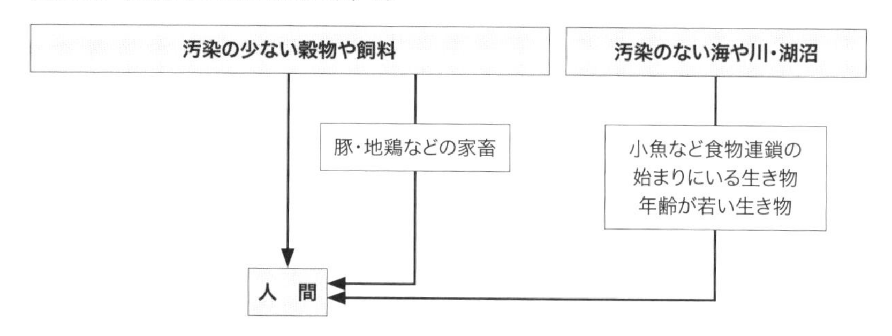

汚染の影響を受けにくくなる

脂溶性の環境汚染化学物質が生体濃縮を起こさないで食べることができる

康に与える影響を考慮して、妊婦や子どもは水銀含有が少ない魚料理でも、摂取を週２回以下にするように勧告しました。また、水銀含有が高いビンナガマグロはさらに摂取量を控え、サメやカジキマグロなど高レベルの水銀を含むものは摂取しないように勧告しています。

肉では鶏肉や牛肉の油脂、レバーなどにPCB、ダイオキシン、有機塩素系殺虫剤の汚染があります。豚肉はなぜか汚染が少ないことがわかっています。

良質の餌を与えて育てられた豚肉を、さらには脂身を避けて食べることで、豚肉に対するアレルギーを起こしにくくなると思われます。実際、質が良い豚肉はアレルギーの人でもアレルギーを起こすことなく食べることができます。鶏肉は汚染された輸入穀物で飼育されたものは避け、良い餌で育てられた地鶏などを食べるようにしましょう（図表68)。

2- 9　牛乳中の女性ホルモンの影響

自然の状態では、哺乳類の子どもが胎児期から性ホルモンの分泌が始まる思春期の前までの間に、自分でつくりだす性ホルモン以外の過剰な女性ホルモンの影響を受けることはありません。小児期に本来は存在することがない女性ホルモンの影響を受けることで、免疫発達の変調、アレルギー疾患増加・悪化、思春期以後の性行動の変調、不妊、ホルモン依存性悪性疾患の増加が懸念されています。

最近の研究では、日本で市販されている牛乳にも女性ホルモンが多量に含まれていることがわかってきました。飲用の牛乳は、分娩後の非妊娠雌牛からだけでなく、妊娠中の雌牛からも搾乳されています。乳牛は出産後人工授精させられ､妊娠中も搾乳されます。妊娠中はエストロゲン（卵胞ホルモン）やプロゲステロン（黄体ホルモン）が多量に分泌されるため、妊娠中に搾乳された牛乳中にはこれらの女性ホルモンが多量に存在します。

牛乳中のエストロゲンは多くが抱合型（硫酸あるいはグルクロン酸抱合）として存在します。経口的に摂取した遊離（未抱合体）型のエストロゲンの生物活性は比較的低いのですが、エストロゲンの硫酸抱合体の生物活性は高く、摂取した女性ホルモンの作用量は環境ホルモン作用を有する化学物質や植物エストロゲンが発揮する作用の数千倍に匹敵すると思われます。

また、牛乳にはプロゲステロンが多量に含まれており（とくに乳脂、バターに多く含まれる)、プロゲステロンが、現在の子どもたちで増加しているIgEを介したアレルギー反応を過剰にさせている可能性があります。

思春期前小児の、女性ホルモン産生量と女性ホルモン摂取量

小児期の女性ホルモンの分泌量（1日産生量）は大人に比べて少量です。

米国食品医薬品局（FDA）は、食品からの性ホルモンの摂取量は体内での生産量の1％未満にするように勧告しています。ところが、牛乳摂取量と牛乳に含まれる女性ホルモン量、子どもたちの女性ホルモン生産量から計算すると、現在の日本の子どもたちは、7～14歳男児で1日産生量の約17％のプロゲステロン（女性ホルモンである黄体ホルモン）、7～14歳女児では約8.6％のそれを乳製品から摂取しています。エストラジオール（卵胞ホルモン）では、男児は1日産生量とほぼ等しい量の、女児は約12％を牛乳から摂取しており、その約4倍のエストロンも同時に摂取しています。

国民栄養調査の結果を見ると、年齢性別ごとのグループ中、女性ホルモンの影響を最も受けやすい思春期前男児の牛乳摂取量が最も多く、免疫発達や、性行動の発達、情動の発達、性腺臓器の発達などへの影響が懸念されます（図表69）。

図表69　牛乳・乳製品の年齢別摂取量（g/日）（2011年国民栄養調査より）

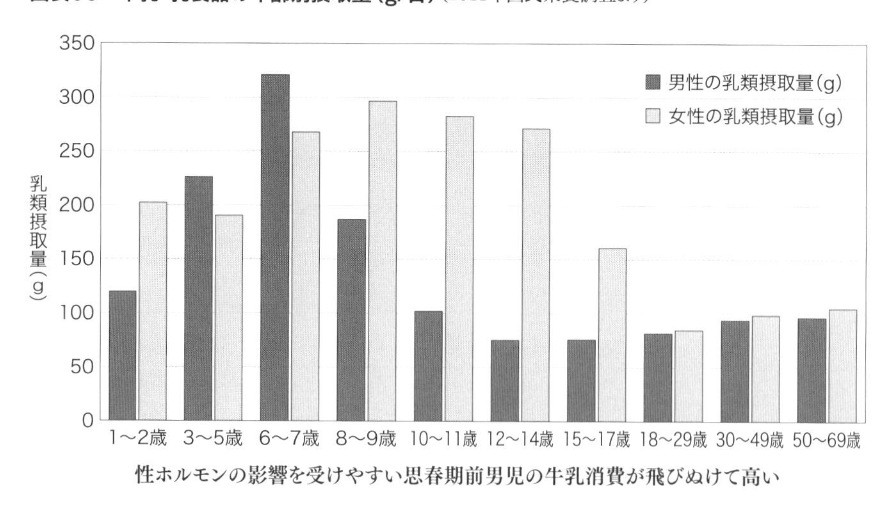

性ホルモンの影響を受けやすい思春期前男児の牛乳消費が飛びぬけて高い

戦後、身長が急激に伸び始める年齢、身長の伸びが停止する年齢、生理の始まる年齢が１年半から２年早まっています。この変化と乳製品の摂取量は相関しています。牛乳中の女性ホルモンの影響がその一因として考えられます。

女性ホルモンは免疫細胞に影響しアレルギーの状態を変化させます。この女性ホルモンの作用は、遺伝子が自分の遺伝子とは異なる胎児を長期間子宮内にとどめておくという哺乳動物特有の出産方法を維持するために必要です。しかし、女性ホルモンはアレルギー反応を増強させます。

子どもたちは、女性ホルモンの分泌が開始される時期（身長が急激に伸びる時期）にアレルギー疾患の悪化を起こします。1985年ごろの喘息有病率をみると男児では11～12歳ごろ、女児では８～９歳ごろの身長が急激に伸びる時期に一致して一過性に気管支喘息の有病率が上昇するという変化がありました。しかし、現在では男児、女児とも低年齢から有病率は高くなり、この一過性の上昇はなくなってしまいました。このことは、子どもたちが低年齢から女性ホルモンの影響を受けていることを疑わせます。

牛乳中の女性ホルモンは子どもたちの免疫に影響し、アレルギーを激化しやすい状態にさせています。

2-10　合成洗剤／人工香料

合成洗剤

合成洗剤は、自然の分解が少ないため、皮膚やアトピー性皮膚炎部位、粘膜に付着すると皮膚・粘膜の防御機能を長時間にわたって障害し、アレルギー原因物質が皮膚や粘膜から体内に侵入することを助長し、接触性のアレルギーを誘発します。アトピー性皮膚炎でできた傷に合成洗剤が付着すると治らなくなります。とくに、細胞膜を壊す作用が強い陽イオン性界面活性剤を含む柔軟仕上げ剤は衣類に残すように使うため、接触した皮膚に長時間障害を与えます。柔軟仕上げ剤は使わず、シャンプー、体用の洗剤は石けんでできた製品を使うようにします。

また、合成洗剤用のリンスも陽イオン性界面活性剤（合成洗剤）です。柔軟仕上げ剤と同様にわざと髪の毛に残すため、障害が大きくなります。石けんは、汚れと結合すると洗浄能力はなくなり、防御機能の障害は軽微です。

消臭目的で使われている空間除菌剤も強い合成洗剤を含んでいます。これは空間や衣服、寝具、靴などにスプレーして臭いの原因を包み込み、細菌やカビを殺菌することで消臭する製剤です。含有されている第四級アンモニウム塩Quat（クウォット）は強い陽イオン性界面活性剤（第四級アンモニウムカチオン）で細菌やカビの細胞膜を壊して殺菌するため、人の皮膚や粘膜の細胞膜も壊し、皮膚のバリア機能を低下させ、アトピー性皮膚炎やアレルギーを悪化させてしまいます。第四級アンモニウムカチオンは手指の消毒剤にも含まれています。

合成洗剤も石けんも界面活性剤であり、皮膚や粘膜から体内への異物の侵入を助長する作用を持っています。したがって、これらの界面活性剤と同時にアレルギーの原因となる蛋白質が存在すると皮膚から吸収されアレルギーを誘発します。石けんはなるべく自然物（食品や植物などの蛋白質そのものを含む素材：食品からの抽出物やエキス、抽出油など）を含まない純粋な石けんを使うようにしましょう。

人工香料

最近、人工的で強い香りを発する化粧品やシャンプー、柔軟仕上げ剤、芳香剤などを使用する人が増えてきました。これらの香りは知覚神経を刺激し、過敏でない人には和らいだ気分をつくりだしますが、敏感な人では神経系が過剰に反応し、神経症状（頭痛、吐き気などの化学物質過敏症症状）、じんましん、かゆみ、鼻炎の悪化、気道の過敏性などを引き起こします。

小児では、神経系の発達への影響、味覚や臭覚の発達異常を起こす可能性があります。天然のほのかな柔らかい香りが大切です。

また、香りを徐放性にするためにマイクロカプセルに香り成分を閉じ込めた製品では、マイクロカプセルの材料であるイソシアネート（ウレタンの原料）が毒性のあるモノマーの形で放出されています。多量のイソシアネートは頭痛や吐き気、喉の痛みなどの症状を起こします。イソシアネートが含まれる香りをかぐと苦味を感じることがあります。

2-11 まとめとして

環境中や食品中のさまざまな化学物質が神経を過剰に刺激し、免疫力を低下させ、内分泌をかく乱し、健康を維持できない状態にさせてしまいます。

アレルギーは免疫のひとつで、体にとって不都合な物質が体に入ってこないように防御する発達した能力です。人に悪影響を与える化学物質が含まれる環境や食品中の物質が体内に入ってこないように防衛した結果がアレルギーの病気として現れています。したがって、薬を使ってアレルギー状態を無理やり抑えると、化学物質は体内に多量に侵入し、健康状態を悪化させてしまいます。

なぜアレルギーを起こしているのかを考え、アレルギーを起こさせている原因の化学物質に対する対策をとることがアレルギー治療の根本です。そうすることでアレルギーが起きにくくなるだけでなく、正常な神経、内分泌、免疫のネットワークができあがり、正常な発達や健康を維持するための土台となる体をつくることができます。

第3章

食生活と環境整備

3-1 食事で気をつけること

アレルギー治療の基本は、生活環境中の原因と誘因を取り除くことです。乳児期には、母乳以外のもの、とくにアレルギーを起こしやすい食品を食べさせないこと、消化管粘膜を保護してくれる母乳が大切です。母乳が出ない場合や不足する場合はトランス脂肪酸が少ないアレルギー用のミルクを使います。

よく噛むこと、よく煮込むこと、醗酵の力を利用することなどによって消化を十分に行なうこと、甘いものに注意して腸の状態を常に良い状態に保つこと、アレルギー反応を誘発させるトランス脂肪酸などの油脂の過剰摂取を避け、環境中のダニやカビ、花粉、ペット、食品カスなどのアレルギー原因物質の対策も行ない、アレルギー反応のコントロールをできなくさせているさまざまな環境汚染化学物質に対する対策を実施することが大切です。

食事の基本

食べ方の基本は、哺乳動物としてヒトが持っている消化能力を十分に発揮した食べ方です（図表70）。ヒトの食べ物は哺乳動物としての生物的な消化能力によって決められています。あまりに、哺乳動物としての食べ方からはずれると病気を起こします。ヒトの歯は穀物やイモ類、野菜などの植物を食べるように進化しています。穀物やイモ・豆に含まれるデンプンを消化する能力が高く、デンプンは、ヒトが生存するために必要なエネルギーを得るための食べ物です。野菜や海草などは、デンプンを消化代謝するために必要なビタミン、過剰な活性酸素を処理するために必要な低分子の抗酸化物質の供給、微量なミネラルなどを補充します。微生物を利用した醗酵物は、これらが体内で利用されることを促進させます。

アレルギー体質がある人たちの食べ方の基本は、米や煮た野菜・野菜の汁物を中心として、米や大豆の醗酵物を取り入れた和食です。アレルギーを予防して、健康を維持するためには、まず米を食べることを考え、野菜たっぷりの味噌汁を作り、漬物とお浸し、少量の果物、野菜の煮物を作り、汚染が

図表70　食事の基本は、主食・汁物・小付け・煮物・季節の果物

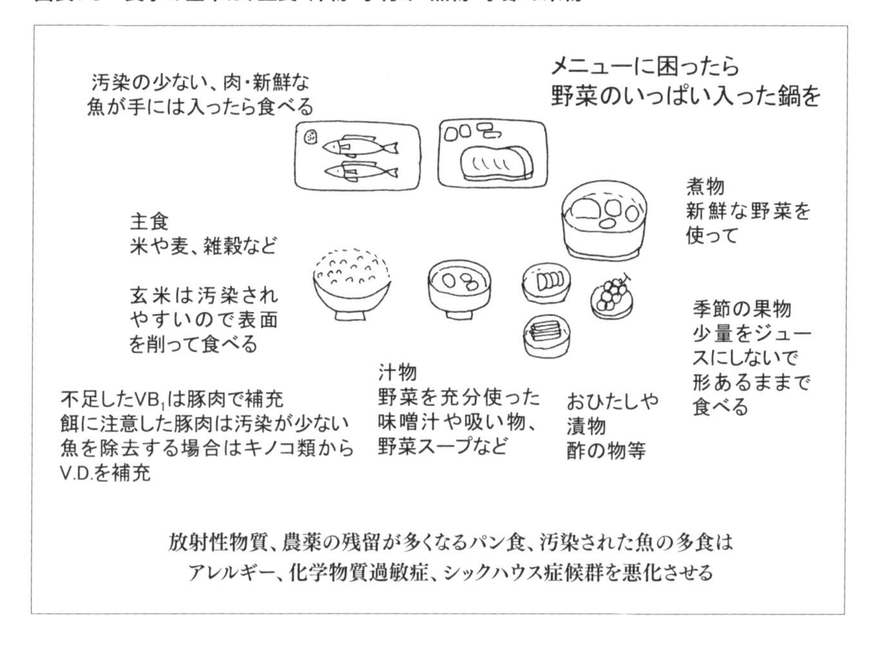

少ない肉や魚が手に入ったら食べることが大切です。

玄米

玄米は外側が土の汚染（ダイオキシンやヒ素、カドミウムなど）や農薬の汚染の影響を受けやすいので、無農薬で栽培された玄米を探し、玄米の外側を削って、胚芽米、白米として食べるほうが汚染を軽くできます。玄米は油が酸化しやすく、酸化した油脂はアレルギーを起こしやすいので、精米機を準備し、精米直後に食べることが必要です(削った糠は汚染が強いので注意)。

白米を食べることで不足しがちになるビタミンB_1は、汚染がない餌を食べて健康的な環境で育てられた豚の肉を食べることで補充できます。

魚

魚を除去する場合は、魚から摂取しているビタミンDを、他の食品から補

給する必要があります。豚肉、きのこ類（生しいたけ、えのきたけ、なめこなど）に含まれています。干しシイタケは豊富にビタミンDを含んでいるので、だし汁や料理に利用するようにしましょう。乾燥キクラゲには、とくに高濃度のビタミンDが含まれるため、時々使うようにしましょう。

海草は、ヒジキ以外のものを少量使います。ヒジキには有害な無機ヒ素が多く含まれています。食べすぎに注意が必要です。とくに、乳児は食べないように避けることが必要です。

肉

化学物質汚染がひどい肉はアレルギーの誘発因子となります。

汚染がひどい牛肉や鶏肉（ブロイラー）は注意が必要です。

獣肉で汚染が少ないものは、汚染が少ない餌で育てられた豚肉です。この豚肉も汚染を受けやすい油脂とレバーは避け、筋肉部分を離乳後期に使うようにします。

鶏肉は汚染が少ない飼料で育てられたものを食べるようにします。

発酵食品――腸内細菌を育てる

腸内に正常な日本型の腸内細菌を育て、正常でたくましい免疫をつくるためには、味噌やしょうゆ、みりん、酢など（大豆・米・小麦を麹や乳酸菌で醗酵）、漬物など（野菜を乳酸菌で醗酵）、納豆（納豆菌で醗酵）などを離乳食で利用することが必要です（ただし、納豆は接触でかゆみ・むくみを起こすので症状がひどいときは控えます）。これらの食品中の各素材の蛋白質は醗酵によって分解されているため、使われている米・大豆・小麦・野菜に対するアレルギー反応を低減させる作用を有していると思われます（同様のアレルギー反応低減作用は十分煮込んで蛋白質を変性させることでも効果が期待できます）。

牛乳を動物性乳酸菌で醗酵させたヨーグルトは、野菜が十分に利用できない北方の民族が利用した醗酵食品です。日本人であれば、植物性乳酸菌を利用した前述の醗酵食品を利用することが望まれます。

油脂食品――トランス脂肪酸は×

細胞膜の構造を変化させ、心臓疾患や糖尿病、認知症、アレルギー疾患、神経疾患を発生・悪化させ、子どもたちの発達に影響するトランス脂肪酸が含まれる油脂食品は避ける必要があります。化学物質で汚染された油脂、汚染がある魚、獣肉、卵、牛乳に注意が必要です。

汚染物質は食物繊維や葉緑素に吸収されて排泄されるので、野菜を刻む、煮込む、すりつぶすなどの方法で植物の硬い細胞膜を壊して食べることが必要です。

当院で食事の指導を受けて、定期的に受診している人では、栄養失調などに陥った人はいません。きちんとした内容の食事を食べることが、アレルギーを起こす必要がない健康な体をつくります。

3- 2 環境の整備と対策

食物のカスはホコリとなり家の中に飛散しています。これに接触することで食物アレルギーが誘発されるため、家の掃除、とくに寝具への掃除機がけは必須です。また、ダニや花粉、カビのアレルギーがあるときは食物アナフィラキシーも誘発されやすくなります。

また、人の体から落ちたフケや皮膚のカスにはトランス脂肪酸や汚染された油脂が含まれ、細菌やカビの温床となるため、これも掃除する必要があります。寝具に掃除機をかけて、ダニやカビ、花粉の対策を実施し、アレルギー状態を軽くしておくことがアナフィラキシーの激化を予防します。

①ダニの対策

【寝　具】 寝具に掃除機をかけアレルギーの原因を取り去る

寝具に掃除機をかけて、ダニの糞や死骸、カビ、花粉、猫など動物の毛やフケ、食べ物のカス、煙草のチリ、土ボコリ、自動車とくにディーゼル車排気微粒子等、吸い込んだり触ったりしてアレルギーを起こす原因となる家のホコリを取り去ります。これによって、寝ている間に接触するアレルギー原因物質を減らして、アレルギーを起こしにくくします。これがアレルギーを軽くするための、一番効果的で、確実で、慣れてしまえば一番簡単な方法です。

■回　数

ダニにアレルギーがある場合には、1週間に3回以上寝具に掃除機をかけるとダニのアレルギーのもとであるダニの糞や死骸が激減し、症状がよくなります。だいたい、1日おきが目安になります。

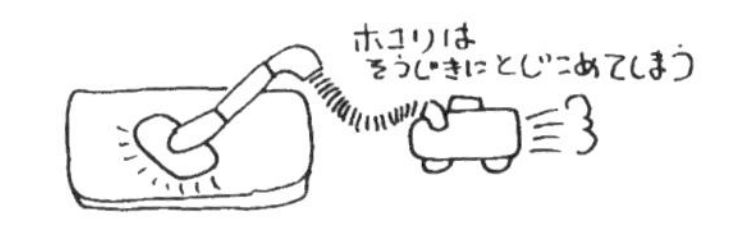

■季　節

温度が上がり湿度が高くなる5～9月のダニ繁殖期、空気が乾燥し夏に増えたダニ・カビが飛び散りやすくなる9月末～11月の症状期にはていねいに掃除機をかけます。1～2月の乾燥し寒い時期には多少回数を減らしてもかまいません。

使用しているすべての寝具に掃除機をかけます。敷きフトンには掃除機をかけているのに、枕や毛布、タオルケットにはかけていない人がときどきいますが、これでは意味がありません。

問題となるのは、寝具に住み着いているダニが排泄した糞やダニの死骸とそのかけら（これらにはアレルギーを起こす原因となるダニの蛋白質であるダニ抗原が含まれています）、カビの胞子など寝具の中から飛び散るホコリ、周囲から寝具に付着したホコリ（花粉や食物のカスなどが含まれます）です。とくに、枕はフケが多量に付着し、ダニの栄養となるため、掃除機でフケを吸い取ってしまう必要があります。また、タオルケットや毛布にはダニ抗原の多いことが調査でわかっています。

したがって、使っている寝具すべてに掃除機をかけないと意味がありません。敷きフトン、掛けフトン、毛布、タオルケット、肌掛け、枕など、使用しているすべての寝具のホコリを掃除機で吸い取ってしまいます。同時に、寝具周辺の室内のホコリも掃除する必要があります。

週に１回、時間をかけて吸引力を強くして掃除機をかけるよりも、弱めの吸引力で間隔を短く回数多くかけるほうがダニやカビは減少します。

確実にダニ抗原を減らすために、

●ダニ・カビの栄養になるフケが落ちる敷きフトン、枕は、毎日

●上に使う掛けフトン、毛布、タオルケットなどは、２日に１回

掃除する必要があります。

週に１回の掃除機がけでは寝具のダニ抗原の量は多い状態が続きますが、回数を増やすと少ない状態で維持することができます（図表71）。

ダニが多い寝具に掃除機をかけると、掃除中に飛び散ったダニ抗原で症状が起こりやすくなります。２日に１回掃除機をかけているとダニ抗原量が少ない状態で掃除ができるので、症状は起こりません。ダニ抗原量を増やしてから掃除をするより、ダニ抗原量が少ない状態を維持することが大切です。

図表71　掃除機がけの回数による寝具のダニ抗原量の変化

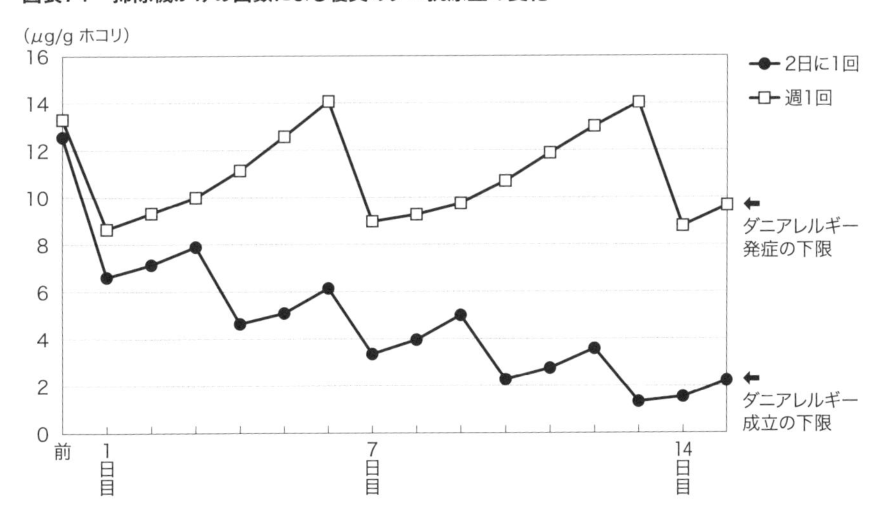

同じ家に同居している他の家族の寝具にも掃除機をかけないと効果が半減します。家族の寝具もできれば同じくらい、最低でも週１回は掃除機をかけるようにしましょう。いくら本人の寝具に掃除機をかけてダニ・カビを減らしても、ダニ・カビだらけの寝具に寝て体中にダニ・カビをつけたお父さんやお母さん、きょうだい、おじいさん、おばあさんがダニ・カビをまきちらしながら家の中を歩き回っているのでは、よくなりません。その状態で抱っこされると症状が始まってしまいます。

新陳代謝の激しい若い人の寝具ほど、汗が出て湿気が多く、栄養となるアカやフケが多いため、ダニが多くなります。家族の中でも、きょうだいや若いお母さんお父さん、とくに小さな赤ちゃんや乳幼児の寝具はきちんと掃除機をかけましょう。お年寄りの寝具は掃除機をかける回数が少なめでもかなりダニは少なくなります。

■朝に実施

朝起きてから、寝具をたたみながら掃除機をかけます。

夜の間に寝具に落ちた、人のフケを取り除くためです。朝、そのまま寝具をしまっておくと十分な栄養と適度の湿度と温度の中で、ダニ（ダニの糞）・カビは夕方までに増えてしまいます。増えてから掃除するより、増える前に掃除したほうが効果的です。

■寝具を敷く前に床を掃除する

夜、寝具を準備する前には部屋の床面に掃除機を掛けるか、拭き掃除をして花粉や土ボコリなどを取り去り、その後、朝に掃除機を掛けた寝具を静かにホコリがたたないように敷いて寝るようにします。

何かの事情で夕方になって寝具に掃除機をかける場合にも、まず寝る部屋の床に掃除機をかけるか拭き掃除をしてホコリを取ってから、寝具に掃除機をかけるようにします。

■フトンのシーツ

シーツは、フトンがすっぽり入るものを使うと掃除機をかけやすくなります。フトンカバーをシーツ代わりに使うと便利です。

シーツや枕カバーは汚れるとカビが生えやすくなります。できれば週に１回以上、最低でも２週に１回は洗ってください。

アトピー性皮膚炎で皮膚のカスが大量に落ちる場合は、寝具内部や表面で皮膚から落ちたカビや細菌が増えますから、連日に近く洗わなければいけません。とくに、カビの菌糸や酵母菌（カンジダなど）は、掃除機をかけても減らすことができないため、洗い落とす必要があります。

■寝具の乾燥

寝具は日光にあてる、乾燥機を使う、室内に干すことなどでなるべく乾燥させダニ・カビが増えないようにします。乾燥するとホコリが取れやすくなるので乾燥後は必ず掃除機をかけます。

干した後に掃除機をかけないで使用すると、飛び散ったホコリでひどい症状を起こすことがあります。

■寝具はたたかない

寝具のホコリはたたき出さないようにします。たたくと寝具の内部に入り込んでいたダニ抗原やカビが表面に浮き上がってくるため、そのまま使用すると症状を起こしてしまいます。また、寝具をたたくと、たたいた人の髪の毛や顔、手、衣服などにホコリがつき、そのままでアレルギーの子どもを抱っこするとアレルギー症状を起こすことがあります。

狭いベランダなどでは、たたき出したホコリが窓から部屋の中に入ってしまいます。広い庭があって､寝具をたたいてもホコリが体につくことがなく、大気中に飛び散るようならいいのですが、いまの住居環境ではむずかしいことでしょう。ホコリは掃除機をかけて吸い取ることが最良の方法です。

寝具は乾燥させるため、押入れの中か部屋の隅で、すのこや網の上に保管し、湿気を飛ばすようにするといいでしょう。敷き布団は使用後に多量の汗を吸い込んでいるため、そのままにしておくとカビが生えてしまいます。イスなどを使って布団の下に空間をつくり乾燥するようにしましょう。

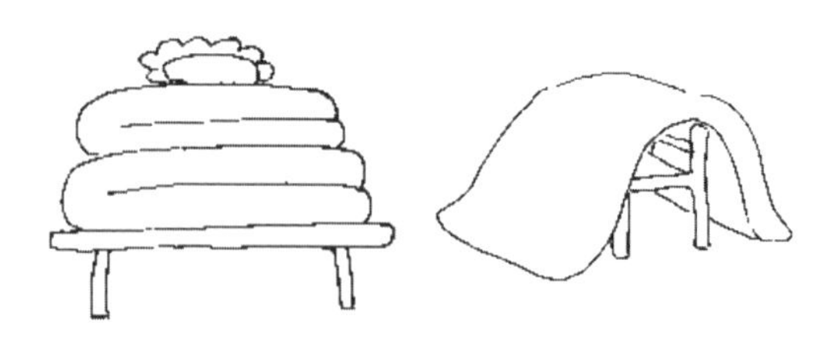

寝具を敷いた後にはかなり大量のホコリが空気中にただよいます。窓を開けて十分に換気ができるようにしてから、静かに敷き、ホコリを立てないようにしてください。大気が汚染されていたり、花粉が飛散中であったりして、窓を開けて換気ができないときには、空気清浄器の使用を考えます。

■毛　布

毛布はホコリが付着しやすいので、自宅で洗濯できるタオルケットや綿毛布を使います。タオルケットや綿毛布は、最低２週に１回は洗うようにします。自宅で洗濯ができない毛布を使うときは、定期的にクリーニングに出して使います。

長期間しまっておいた寝具を使うときは、使う直前に洗えるものは洗ってから、洗えないものは必ず何回か掃除機をかけてダニ・カビを減らしてから使いましょう。

食べ物のアレルギーは食べたときだけでなく、触っても症状を起こします。食べこぼした食べ物のカスがホコリとなり、それを吸い込んでも症状が起こります。したがって、食べ物のカスは掃除機で吸い取ってしまいます。

■土ボコリ

土ボコリには、土に住むダニの死骸や糞、カビ、猫や犬の糞・毛、金属アレルギーの人ではニッケルやクロム、ディーゼル車の排気から出る炭素の微粒子・ゴミ焼却の灰（ダイオキシンなどを含む）などが含まれ、アレルギーの原因となります。これも掃除機で吸い取ってしまいます。

■掃除機の購入

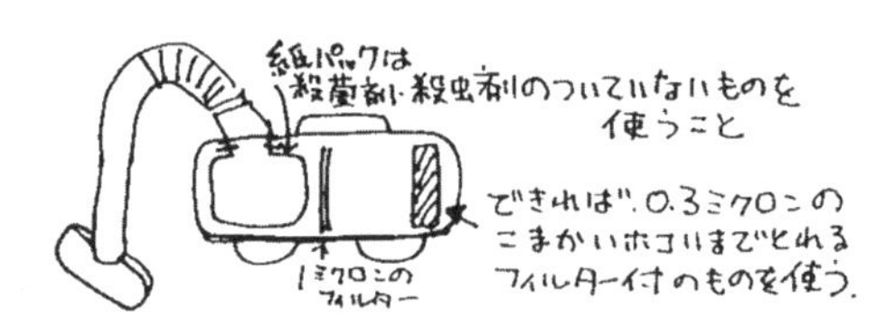

せっかく寝具や床などお部屋に掃除機を掛けてきれいにしても、掃除機のフィルターの性能が悪いと、排気にダニの糞や死骸のかけらやカビの胞子などが出てしまい、部屋中にアレルギーの原因をまき散らすことになります。0.3ミクロンの細かいホコリまで取れる高性能フィルターの付いた掃除機を使いましょう。

排気が外部に出ずに掃除機内で空気が循環するタイプの掃除機は寝具の深い部分のホコリを吸引できない可能性があり、アレルギー対策用には適していません。また、掃除機内を循環する空気には、加熱で合成樹脂から揮発した化学物質（難燃剤や可塑剤など）が含まれているため、寝具が汚染される可能性があります。

サイクロン式の掃除機は、ホコリを捨てる際に、せっかく吸い取ったホコリを周囲に撒き散らす可能性があります。ごみを捨てるときは、屋外で、体にホコリがつかないように注意しながら捨ててください。

ホコリを密封して捨てることができる紙パック式のものがおすすめです。紙パックの口はガムテープなどで閉鎖して捨てます。

最近出回っている、ハンド式の掃除機は重いこと、紫外線を瞬間的に浴びせてもダニは死なないこと、吸引力が弱いので、寝具のホコリを十分に取りきれないことなどからおすすめしていません。

■寝具用のノズル

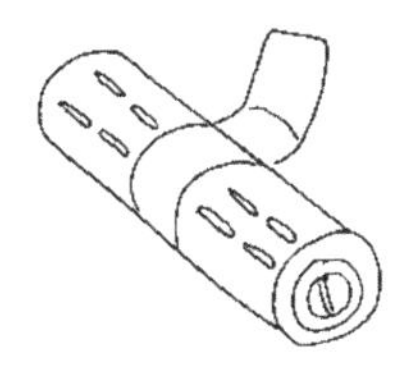

東芝社製の寝具用のノズル（ダニトルピー）、パナソニックのアトピットローラーなど布団用のノズルを使って掃除機をかけると簡単に効率よく掃除できます。

■枕

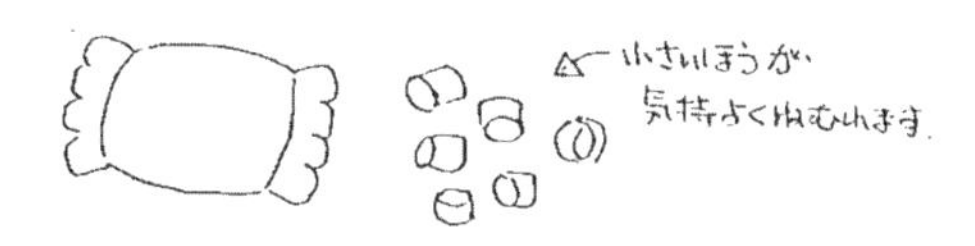

普通に使われている半そば枕はパンヤの片側に薄くソバガラを入れたものですが、パンヤにダニがつきやすく、ソバガラの粉でソバアレルギーを起すことがあるため、おすすめできません。ソバのアレルギーがある場合、またはソバアレルギーを予防するために、ソバガラ枕は家中から一個残らず取り除くか､ポリ袋の中に密閉してしまってください。

ポリエチレン製のパイプをカットして詰めたパイプ枕がおすすめです。ただし、使われている合成樹脂に過敏な場合は、他の方法を考える必要があります。

枕にはダニの好物であるフケが付着しやすいこと、また、パイプ枕は静電気でホコリを吸着しやすいため、掃除機を毎日かける必要があります。カバーはときどき洗ってください。パイプ事体もネットに入れたままで時々丸洗いし、ホコリを洗い流してください。

購入は近くのデパートまたは寝具店で可能です。ヒノキやキリ、スギなどの木材の小片を使用した枕もありますが、それぞれの素材にアレルギーがなければ、使用してもかまいません。木の破片の粉でもアレルギーを起こすことがあるので注意します。

■掃除機のかけかた

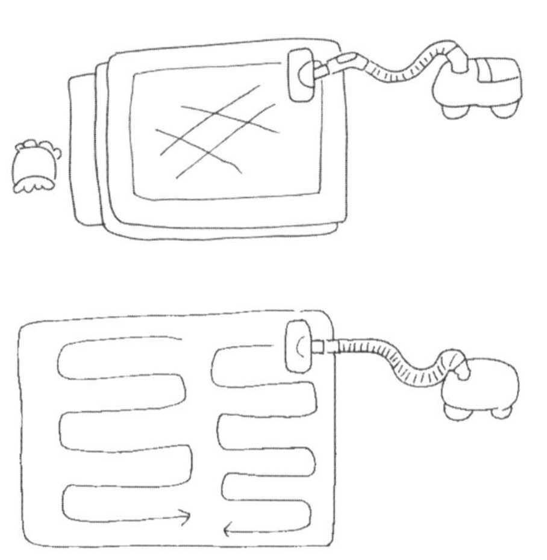

敷きフトン・掛けフトン・毛布・タオルケットなど片面１分ぐらいが目安です。枕にもかけます。寝具を、掃除機をかけやすいように敷き直し、たたみながら寝具の両面に掃除機をかけていきます。

２人以上でやるときは片方が掃除機をかけ、片方が寝具のたたみ方運び方をすると楽にできます。

2組以上の寝具がある場合は、2枚並べた敷フトンの上に、毛布や掛けフトンを横に2枚の敷フトンにまたがるように重ねて敷いてから掃除機をかけるとよいでしょう。

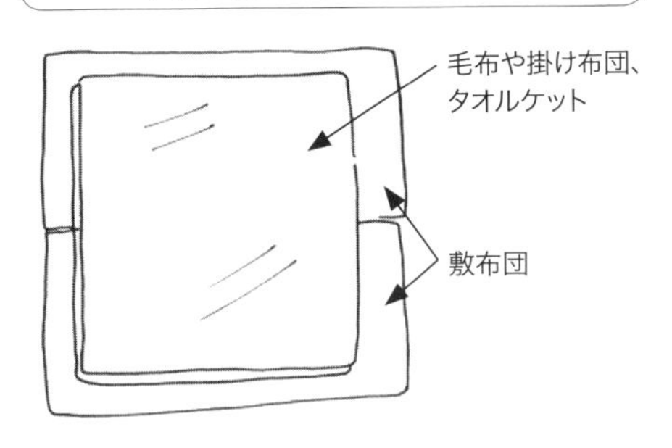

ダニやカビ、化学物質を含んだホコリは、目に見えない相手です。よく考えて、かけ残しがないように隅から順序よくかけていきます。とくに寝具の端はホコリがつきやすいのでていねいにかけます。寝具用ノズルなど小さなノズルを使う場合は、延長管を取り、短くして使います。ひざをついて、ぞうきんがけをするように、掃除機をかけます。パナソニックのアトピットローラーは延長管をつけて長くして使います。

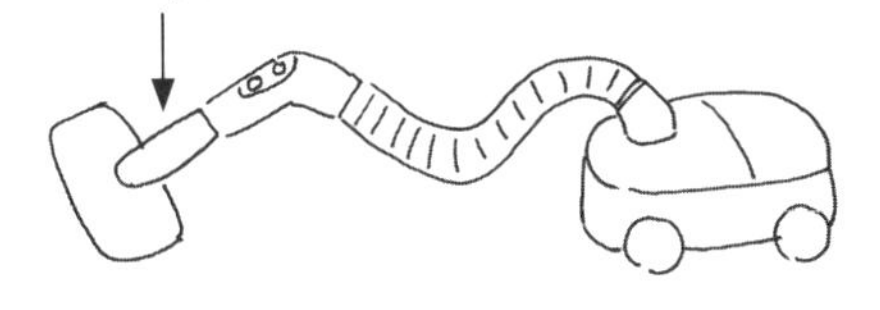

掃除機の吸引力の調節は、フトン用ノズルを寝具にあてて吸引したとき、反対側で空気が吸い込まれることがわかる程度の強さにします。あまり強すぎると寝具にピタッとくっついてしまい、寝具の上をノズルが滑りません。弱すぎるとホコリを吸引できません。

タオルケットや毛布・綿毛布など薄手の寝具はアトピットローラーなどを使うとスムーズにかけられます。薄手の寝具（毛布·綿毛布やタオルケット、肌掛けフトンなど）に掃除機をかけるときは、敷きフトンなど厚手の寝具の上に広げてかけます。

タタミやジュウタンなど、ホコリで汚れた場所の上に広げて掃除機をかけると、タタミやジュウタンのホコリも吸い込んでしまうため、寝具の片面にホコリが付着してしまいます。厚手の寝具はたたみながら行なえば、タタミやジュウタンの汚れを吸着しにくくなります。

子どもたちが自分で寝具に掃除機をかけることを覚え、自分でできるようになるためには長い時間が必要です。目に見えないダニやカビを吸い取ったことをきちんと自分で確認するためには高度な抽象的な考え方が必要です。そのため、かけ残しなくできるようになるのは、小学校5、6年生以上でしょう。それまでは、大人の援助が必要です。

幼稚園からお手伝いをし、小学生になったら寝具用ノズルを扱えるように練習し、中学生で一人前、というのが一般的です。少しずつできるように、生活の中に組み込んでいきましょう。

【衣替え】

秋・春の衣替えの準備、しまっておいた、または放置してあった衣類・寝具の準備

収納または放置してあった衣類・寝具を使い始めるとき、ダニやカビ、花粉、防虫剤やホルムアルデヒドなどさまざまな化学物質の汚染を取り除くことで、急な症状の悪化を予防することができます。

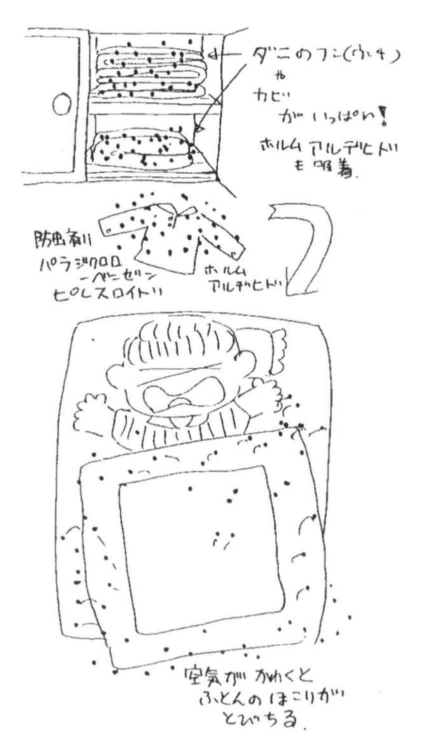

四季を通して、しまってあった物を出して使うときに、とくに秋は、ダニやカビが増える高温・多湿の夏を経過しているため十分な注意が必要です。

9月に入ると、中旬ごろから急に冷え込む朝が来ます。とくに、台風が通り過ぎたあとには、北からの冷たい乾燥した空気が入り込みます。乾燥した空気は、それまで湿っていた寝具や衣類、室内のさまざまな場所を乾燥させ、たまっていたホコリ（ダニの死骸や糞、カビの胞子、花粉、汚染物質などが混入しています）を出やすくさ

せます。鼻のムズムズが始まり、くしゃみ、鼻水、咳が出始めます。

また、急に寒くなることで鼻や気管の粘膜が敏感になります。それまでは、蒸し暑い残暑でしたから、寝具は敷きフトンとタオルケットだけです。急に寒くなった朝は、しまってあった毛布や肌掛けフトン・厚手の衣類を出したくなります。

押入れやタンスの中にしまってあった毛布や肌掛けなどの寝具類・衣類は、たとえ洗って、または、クリーニングに出してからしまったとしても、高温・多湿の夏の間に増えたダニの糞や死骸、カビの胞子を吸着しています。また、春から室内に舞い込んだスギなどの花粉、食物のカスなどがホコリのなかに多数残存しています。

さらに、タンスや押入れに防虫剤を使っていれば衣服は防虫剤で汚染されていますし、合板のタンスや合板を使った押入れ、合成樹脂を使った収納家具などにしまってあった物はホルムアルデヒドなどの化学物質で汚染されています。また、室内に放置してあった衣類には、部屋の中に揮発している微量の化学物質（フタル酸エステル、有機リン系殺虫剤、トルエン、キシレン、アセトアルデヒドなど）が吸着され蓄積しています。

それらをそのまま、不用意に使ってしまうと、次のような症状が起こり始めます。

〈ダニの糞・死骸やカビ、花粉、有害な化学物質を吸い込む・触ることで起こるアレルギー症状〉

○鼻水、鼻づまり、くしゃみ、鼻出血（アレルギー性鼻炎）
○のどの痛み、のどのかゆみ、扁桃腺の肥大、扁桃腺炎
○目のかゆみ・充血、目やまぶたのむくみ（アレルギー性結膜炎）
○湿疹、じんましん、皮膚のかゆみ、アトピー性皮膚炎悪化
○咳、痰、ゼーゼー、息苦しさ、呼吸困難（気管支喘息）、胸痛
○吐き気、嘔吐、腹痛、下痢
○頭痛、筋肉痛、関節痛、全身のだるさ、微熱

生後２～３歳のこの季節（とくに秋）は、生まれてはじめて気管支喘息の

発作が起こる時期でもあり、十分な注意が必要です。

また、アレルギー状態が続くと、正常な免疫力が十分に発揮できなくなり、抵抗力の落ちた気管や肺、皮膚、腸管粘膜に病原体が感染し、急性気管支炎や急性肺炎、副鼻腔炎、扁桃腺炎、急性腸炎、急性中耳炎などの感染症を起こしやすくなります。

■夏の間しまってあった寝具類は、使う前にダニ・カビ、花粉、しみ込んだ化学物質を少なくしておく

９月に入ったらそろそろ準備。寒くなる前にしまってあった寝具類を出し、洗えるものは洗い、洗えないものは掃除機をかけ、いつでも使えるようにしておきます。1回の掃除機がけで約60%のダニの糞が減ると言われています。症状を起こさないためには、１週間ほどかけて、２～３回以上の掃除機がけが必要です。この操作で、押入れの合板や接着剤から揮発するホルムアルデヒドなどの寝具にしみ込んだ化学物質も飛んでしまいます。使う前に丸洗いができれば、最良です。

日光に干したり、ふとん乾燥器を使ったりすると効果的ですが、以下のことに注意します。

■ダニ・カビだらけのまま部屋の中を持ち歩いてまきちらさないために、必ず、1回掃除機をかけてから干すようにすること

■干して乾燥させたら必ず掃除機をかけること

乾燥するとダニ・カビが飛び散りやすくなるので、そのままで使うと症状が激しくなります。外に干すと猫など動物の毛や花粉が付着し、そのままで寝ると吸い込んだり、接触したりして症状を起こすことがあります。干した後は必ず掃除機でホコリを吸い取ってから使います。

家が狭く、ベランダなどで干す場合、フトンはたたかないようにします。たたいても、ダニはあまり減りません。ダニの糞やカビがホコリとなって部屋の中に舞い込んだり、たたいた人の体に付いたりして、症状を引き起こします。

■しまってあった衣類や室内に放置してあった衣類は、ダニ・カビ・花粉・化学物質を洗い落としてから使うこと

どんなにきれいに洗ってからしまっても、数ヶ月たてばダニ抗原やカビは衣類に付着します。また、ホルムアルデヒドなどさまざまな化学物質も吸着しています。しまってあった衣類や室内に放置してあった衣類は、使う前に再度洗って、ダニ・カビ・花粉、防虫剤・ホルムアルデヒドなどの化学物質を洗い落とすと、季節の変わり目に体調を崩すことなくすごすことができます。

ホコリを吸い込まないように、静かに洗濯機まで運んで、洗濯機の中に入れましょう。衣類をタンスから出す時は、換気に十分注意し、ホコリが出たらすぐ掃除機で吸い取れるように準備しておきましょう。衣類を出し終わったら、着ている服や髪の毛に掃除機をかけるか、着替えをして、体に付いたホコリを取り除くことを忘れないようにしましょう。

洗えない衣類は、フトン用のノズルで掃除機をかけます。敷きフトンや毛布など厚みのあるものの上に服を広げ、フトン用のノズルで衣類のホコリを吸い取ります。アトピットローラーは服の生地を傷めにくいのでアイロンをかけるように使うことができます。生地を痛める可能性があるときは、服の上に薄いシーツをかけ、その上から掃除機をかけてもよいでしょう。できれば、出した直後に１回掃除機をかけて干しておき、２～３日たったら再度掃除機をかけてから使うと、さらによくなります。

また、衣類に吸着した防虫剤やホルムアルデヒドなどの化学物質は洗わないとなかなか取れませんが（パラジクロロベンゼンは洗ってもなかなか落ちません）、時間がなく急ぐ場合は、アイロンをかけて加熱すると揮発し、汚染が少なくなります。

クリーニングに出してから１ヶ月以上たったものは、できればもう一度洗うか、掃除機をかけてから使います。

■周囲の人たちが出した衣類のダニやカビ・化学物質でも影響を受ける

本人のものだけでなく、家の人全員の寝具や衣類に対策をします。ひとりでもダニ・カビだらけの人、化学物質で汚染された人がいると、効果半減です。

自宅でがんばっても、ダニやカビに関心のない人、知らない人はダニ・カビ・化学物質だらけの服を着てきます。学校の教室、電車、バス、デパート、スーパーなど人が集まるところやエレベーターなどでは、なるべく吸い込まないよう、接触しないように注意しましょう。マスクを使って吸い込まないようにするか、逃げるしか方法がありません。

しまってあったオーバーやコートを出して約1週間を経過すると、オーバーやコートについたダニ・カビ・化学物質が飛び去り、人の集まる場所でも症状が起きにくくなります。それまでは、人混みに入ることは避けたほうがいいでしょう。

■閉め切った部屋の中ではダニやカビ・花粉・化学物質を吸い込まないように注意

この時期は、寒くなったため、窓を閉め切ることが増え、服についたホコリが外に逃げないため、学校の教室、バスや電車の中など閉鎖された空間の中でダニ・カビ・花粉・防虫剤などの化学物質の影響を受けやすくなります。

また、ストーブなどの暖房器具を使い始めるため、暖房器具内にたまっていたホコリや石油の燃焼物が室内に飛び散り、窓を閉め換気が悪くなることと重なり、アレルギー症状がでやすくなります。換気が悪くなるため、室内で吸った煙草の煙や暖房器具を使って室温が上がるため揮発が高まった室内の化学物質（ホルムアルデヒドなど）の影響も受けやすくなり、症状が強くなります。換気が悪い場所では細菌やウイルスに感染する機会が増え、扁桃腺炎や気管支炎、肺炎を起こす人が増加します。

■学校や保育所で注意したいこと

この時期学校では、しまってあった衣類を洗わずに着てくる子どもたちもいるため、寒いといって教室の窓を閉め切ってしまうと換気が悪くなり、ホコリを吸い込みアレルギー症状を起こします。窓を適度に開けて換気を十分してくれるような配慮のある先生だと助かるのですが…。

保育所では昼寝用のフトンや毛布を持ってくる時期です。いくら自分の子の寝具をきれいにしていても、他の人がしまってあった寝具をそのまま持ってきてしまうと、アレルギー症状が起きてしまいます。アレルギー児は増えており、おそらく保育園の子の半数以上はアレルギー体質を持っていると思いますので、なるべく徹底して全員が洗うか、掃除機をかけてホコリをとった状態で持ってきてもらうようにしていただけるとありがたいのですが…。

春の衣替え、卒業卒園式・入学入園式・七五三・成人式・結婚式などしまってあった服を出して着るとき、ひなまつりや端午の節句などしまってあったひな人形や鯉のぼりを出したとき、親戚の家に泊りにいって、しまってあった寝具を使うときなども同じ注意が必要です。

■買ったばかりの新品の寝具や衣類で注意したいこと

買ったばかりの新品の寝具や衣類はダニ・カビがいないと思って掃除機をかけず、または、洗わずに使う人がいますが、保管の方法、保管場所などによってはかえってダニ・カビの多い場合があります。新品の寝具・衣類も自宅でしまってあったものと同様の注意が必要です。また、ホルムアルデヒドなど化学物質が吸着している場合もあります。きちんと洗ってから使うことをおすすめします。

■この時期の暖房器具の使いはじめに注意!

寒くなると夏の間しまってあった暖房器具が引っ張り出されます。ここでも、使いはじめにはホコリの注意が必要です。ファンヒーターなどファンが付いているものは、最初にスイッチを入れた瞬間にたまっていたホコリが排気口から吹き出します。窓が閉め切られていると、部屋中がホコリだらけになってしまいます。使用する前に次のことをします。

①固定されて動かせない場合は窓を開け十分な換気をしながら、数時間動かしてみます。本体を移動できる場合は屋外で行ないます。

②できれば、運転前に内部にたまっているホコリを掃除機で吸い取っておきます。業者に頼んで点検整備・掃除をしてもらうこともできます。

③ホットカーペットや電気毛布・こたつフトンは出したらまず掃除機をかけてから数時間通電し、さらに掃除機を数回かけ、ダニやカビを減らしてから使用してください。

②スギ花粉／ヒノキ花粉対策

毎年、２月中旬、ちょっとポカポカした春を感じさせる暖かな日。この日からスギが花粉を飛ばし始めます。日照が多く、暖かな冬は早めに、日照が少なく寒い冬は遅めに飛び始め、約60日のあいだ、スギ花粉症の人には大変な毎日が続きます。スギ花粉のことをよく知って、なるべく軽い症状ですむようにがんばりましょう！

スギ花粉の量は前年の夏の気候によって変わります。気温が高く、よく日が照った夏の翌春は花粉の量が多くなります。桜の咲く頃になり、ヒノキ花粉（当院のあたりでは５月の連休頃）が飛んで、スギ・ヒノキの花粉症の季節は終わりになります。

こんな症状がでます

●吸い込んでしまうと、

鼻水、くしゃみ、鼻づまり、アレルギー性鼻炎、のどの痛み、のどのかゆみ、

咳、ゼーゼー、痰、のどがつまった感じ、息苦しさ、気管支喘息。

●目に入ってしまうと、

目のかゆみ、目の充血、めやに、まぶたが腫れる、アレルギー性結膜炎。

●皮膚につくと、

じんましん、かゆみ、湿疹、アトピー性皮膚炎。

とくに、花粉がつきやすい首やうなじの湿疹がひどくなります。

●鼻水といっしょに飲み込んでしまうと、

腹痛、下痢、吐き気、アレルギー性胃腸炎。

●全身的には、

体がだるい、関節痛、筋肉痛、微熱、胸痛、頭痛、めまい、眠れない、

悪夢をみる、考え事がまとまらない、ボーっとする、おこりっぽい　など。

●その他、

アレルギーを起こすと抵抗力が落ちるため、扁桃腺炎、中耳炎、気管支炎、肺炎、虫垂炎、とびひ（皮膚の化膿）などの感染症を起こしやすくなります。

とくに、花粉の飛散がピークの時期を超えたころから、それまでのがんばりがきかなくなり、ひどい症状を起こし始めます。最悪の場合はアナフィラキシーなどを起こす人も出てきますので、花粉症の後半は疲れなどをためないように注意しましょう。

花粉を一度に多量に吸い込むと、激しい症状を起こすことになります。徐々に花粉に慣れていくことが大切です。そのためには、花粉の避け方を知っておく必要があります。アレルギーが強い人はシーズン前から抗アレルギー剤の服用をしておくと症状が軽くなります。

■花粉の飛び方を知っておきましょう!

花粉は空気が湿っている朝方や雨・雪の日は飛びません。なるべく遠くまで花粉を飛ばして、子孫を残そうとするため、空気が乾燥すると飛ばし始めます。したがって、次のような日にはよく飛びます。

天気のよい小春日和りの昼少し前から夕方、とくに雨や雪が降った日の翌日は要注意です。

また、降り始めの雨は、空中に飛散していた花粉(花粉は濡れると殻が破れて内容物が漏れ出すため、花粉エキス入りの雨になります)や大気中のチリ(ダイオキシンなどの汚染物質が含まれます)を多く吸着している可能性が高いため、体にあびないようにしましょう。とくに、アトピー性皮膚炎やじんましんなど皮膚のアレルギーがある人はスギエキス入りの雨を浴びて悪化する可能性があります。

スギ花粉は風に乗って数十キロメートルも飛びます。だから、近くにスギ林がなくても、症状がでます。近くにスギの林があれば症状は確実に起こります。スギのある場所を確認しておきスギ花粉の季節には近づかないようにしましょう。スギの木は先端が尖っていて特徴的です。見慣れると遠くからでもすぐわかるようになります。

こんな日は花粉に注意！

①お天気のいい乾燥した日の午後
②①のときで風があるとき
③雨上がりで一気に天気がよくなり乾燥した日
→多量に花粉の飛ぶことがあります

花粉症の人が安心して外に出られるとき

①雨の日、雪の日
②雨上がりでまだ草木がぬれているとき
③早朝、朝露で草木が湿っているとき

日中、風で吹き飛ばされた花粉は夕方の風がなくなるとき（夕なぎ）に再び地上に降りてきます。この時間帯の外出や、窓を開けての換気はなるべくしないようにしましょう。

スギのアレルギーがある場合、杉材でもアレルギーを起こします。杉板に触って接触性皮膚炎を起したり、杉材を切るときに出る杉材の粉で喘息発作を起したり、じんましんを起すことがあります。アレルギーが強い場合、乾燥したスギの葉の粉でも反応するため、花粉の季節以外でも杉林の中で遊んだだけで、症状の出ることがあります。

■スギ花粉症を軽くする対策を知り、実行しましょう！

花粉を吸い込まない、目に入れない、皮膚につけないようにします。外に出かける時はマスク（花粉用）をしましょう。目の症状がひどいときは花粉用メガネ（眼鏡店にあります）、または度の入っていない眼鏡を使用します。えりの高いコートやジャケットを着て首に花粉がつかないようにします。花粉が付いた手で目をこすったり、鼻の穴の中に指を入れたりしないように注意しましょう。マスクをはずし再度使うときは、花粉が付着した表側を口や鼻側にしない（マスクを裏返さない）ように注意します。

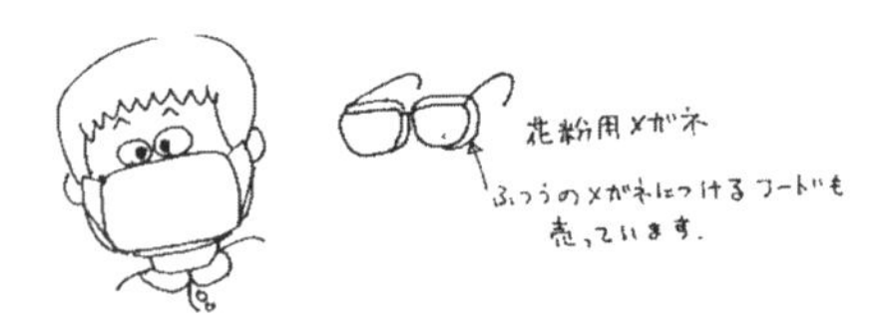

花粉を家の中に持ち込まないようにします。家族全員でやってください。一人が持ち込めば症状は出てしまいます。とくに、室外着のまま寝具の上に

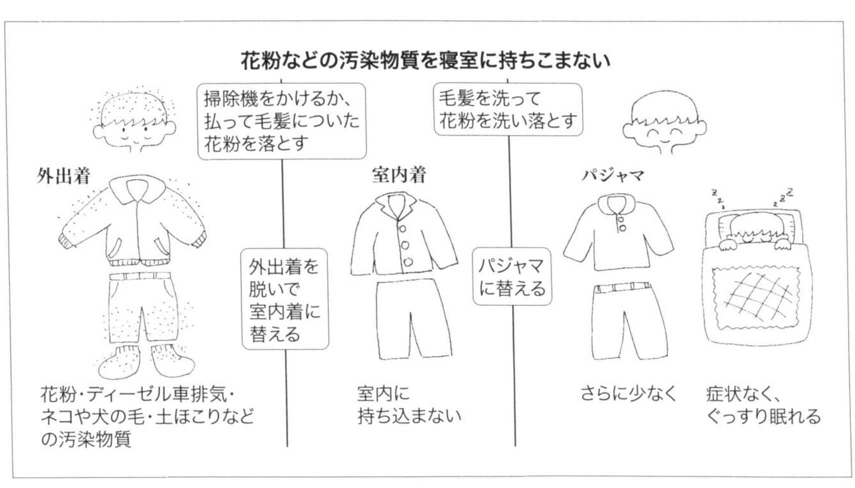

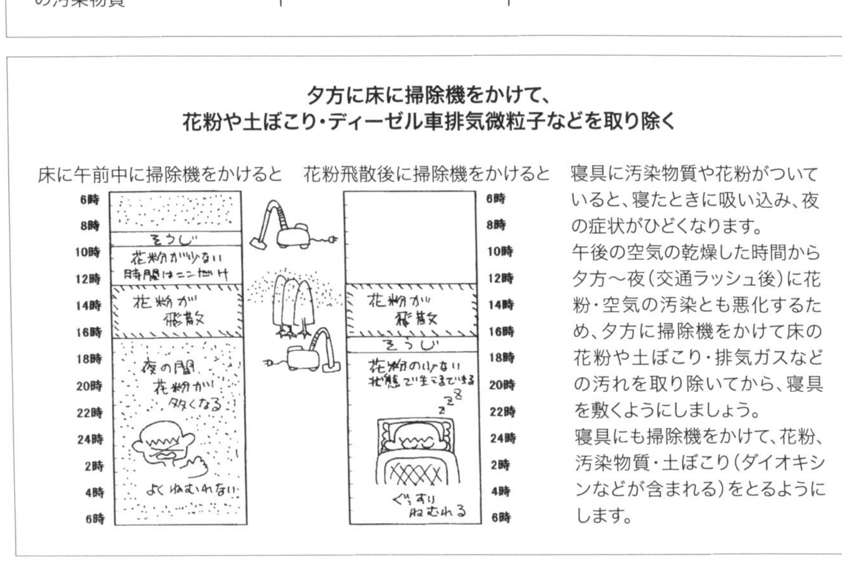

のってしまうと花粉が寝具に付き、夜寝た後に悲惨な状態になってしまいます。外から家に戻ってきたら家に入る前に、服や髪の毛を払って花粉を落とします。ただし、この時に吸い込んだり目に入ったりしないように注意。重症な人は払ったりせずに次の方法を行ないます。

玄関近くに着替える場所をつくり、外出服を室内服に着替えます。とくに、花粉がつきやすいオーバー・コートとズボン、靴下は交換するようにしてください。外から帰ってきたら手・顔をあらい、うがいをするようにしましょう。髪の毛についた花粉は掃除機をかける手もあります。ただし、鼓膜が破れると困るので耳の穴には絶対に掃除機をあてないように注意してください。

花粉の飛ぶ日・飛ぶ時間には寝具や洗濯物はあまり外に干さないようにしましょう。干した場合は部屋の中に入れるときに掃除機をよくかけて花粉をとってください。洗濯物は午前中の花粉が飛ぶ前に干して早めに取り入れるか、室内で干すか乾燥機を使ってください。扇風機を使って洗濯物に風を当てると室内でも乾きがよくなります。

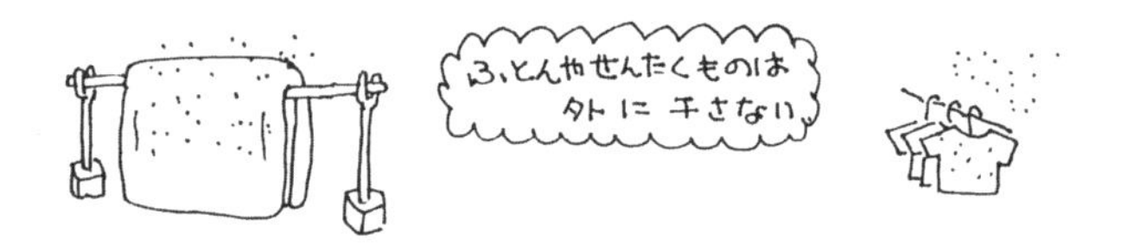

花粉が飛ぶ時間帯には部屋の窓を開けないようにします。

ただし、地面がアスファルトやコンクリートの場合、花粉は行き場所がなく、スギが花粉を飛ばし終わった後もしばらくの間空中をただよい続けます。そのような場所は自動車の排気ガス（とくにディーゼルの排気微粒子）も多く空気が汚染されているため、花粉症を悪化させます。外気を取り入れる換気には注意が必要です（湿った土がある場所では花粉は地面に落ちると殻が割れて内容物を放出し、花粉の旅はそこで終わります)。午後は窓を開けないほうがいいでしょう。とくに、夕方は風がおさまる時間帯（夕なぎ）があり、このときに日中に飛び散った花粉が地上近くに落ちてくるため、換気には注意しましょう。

室内に飛び込んだ花粉は掃除機で吸い取ってしまいます。花粉が飛んでいる季節の間は、花粉の飛び終わった夕方に床面を掃除すると床面の花粉が少なくなります。床面に花粉が落ちていると、疲れて帰ってきたお父さんがやれやれと床の上にごろ寝をしたとたんに花粉を吸い込み、くしゃみや鼻水などの症状が起きます。また、せっかくおふろに入って花粉や汚れを落としても、床に花粉や土ボコリ、犬・猫の毛、自動車の排気物質などが落ちていれば再び汚れをつけてしまいます。

夕方、家に帰って来たら室内用の服に着替え、床に掃除機をかけて花粉やホコリ・汚染物質を取り除きましょう。花粉は気温が上昇し空気が乾燥する午後から夕方に飛ぶこと、土ボコリ（ダイオキシンなども含んでいます）・ディーゼル車排気炭素微粒子なども日中から夕方に多くなり室内に舞い込むため、朝に掃除機をかけるよりも、汚れがひどくなった夕方にかけるほうが効果的です。

掃除機の排気で床上の花粉を巻き上げてしまうことがあります。一番いい方法は排気が室外に出るセントラルクリーナーを使うことですが、フィルターがしっかりした掃除機（ダニ用の0.3ミクロンまでとれるフィルターがついたもの）でも排気の方向を考えれば十分です。拭き掃除では、床をふくときに花粉を吸い込む可能性があるので注意します。掃き掃除では花粉が舞い上がるだけです。おすすめできません。

夕方の床の掃除機は子どもたちにとって絶好のお手伝いのチャンスです。家事の手伝いを覚えること、家族のひとりとしての責任を覚えるのにいい仕事になります。家族で話して役割分担を決め、みんなでやりましょう。

寝具に花粉がついていると寝たときに吸い込み、夜の症状がひどくなります。外で遊んだり出かけたりした花粉だらけのままで寝具の上に乗ると、寝具が花粉だらけになってしまいます。きちんと室内着に着替え、床に掃除機をかけて床の花粉や土ボコリ・排気ガスなどの汚れを取り除いてから、寝具を敷くようにしましょう。寝具には掃除機をかけて、花粉をとるようにします。花粉の多量飛散日には夜寝る前にもかけるとよいでしょう。

花粉が髪の毛に付いたままになっていると、寝たときに枕元に飛び散り吸い込んでしまいます。花粉症がひどいときは毎日髪の毛を洗ったほうがいいでしょう。

寝る場所の床の花粉と、寝具の花粉が減ると、夜の鼻水、鼻づまり、夜間の咳などの症状が軽くなります。

空気清浄器は空中をただよっている花粉に対しては効果があります。使ってもかまいませんが、頼りすぎてその他の大切なことを怠らないようにしましょう。床の上に落ちた花粉には効果がありません。こちらは掃除機をかけることが必要です。フィルターは定期的に取り替えましょう。

アレルギーを悪化させないような食べ方をしましょう。汚染された食品やトランス脂肪酸を含む食品に注意して、お米をしっかりと食べ、煮た野菜や野菜の汁物をきちんと食べるようにしましょう。

タバコの煙、排気ガス、とくにディーゼル車の排気微粒子やゴミ焼却排出ガス中の微粒子など（ダイオキシンを含んでいます）、殺虫剤、農薬、ヘアスプレーなど汚染物質は花粉症の症状を悪化させるので吸い込まないようにしましょう。

寝不足・疲労・過剰なストレスは症状を悪化させるので、リズムのあるゆとりをもった生活を送るようにします。

症状がひどいときや体調が悪いときは無理な激しい運動は避けます。花粉症がひどいときに無理して激しい運動をすると、急に吐き気・めまい、低血圧、意識喪失、呼吸困難、胸痛、じんましん、全身のむくみ・全身が赤くはれあがるなどの強い症状（アナフィラキシーショック）を起こす事があるので、注意します。

ヒノキは庭の生け垣などに使用されていますが、スギ花粉症の人はヒノキ花粉にも症状を起こします。スギに約１ヶ月遅れ、スギの花粉が終わりになる頃、ヒノキ花粉は飛びます。４～５月頃が季節になります。対策はスギの場合とまったく同じです。

■花粉は1年中、室内のホコリの中にある

春に飛散したスギ花粉は、室内のホコリの中に紛れ込んで、１年中室内に存在します。花粉を含んだホコリは空気の流れとともに舞い上がり、寝具や床の上に落ちてアレルギー症状を起こします。日ごろの掃除が大切です。

とくに、秋の衣替えのときは、春に室内に舞い込んだ花粉がホコリのなかに多数残存しているため、しまってあった衣類・寝具類を不用意に出して使うと花粉症を起こしてしまいます。春の花粉と違って、乾燥し砕けている花粉が多いため、飛び散りやすく、気道の奥まで吸い込みやすいため、気管支喘息など気道系の症状を起こしやすいと思われます。しまってあった衣類・寝具類は使う前に洗ってから、洗えないものは掃除機をかけてから使うようにしましょう。

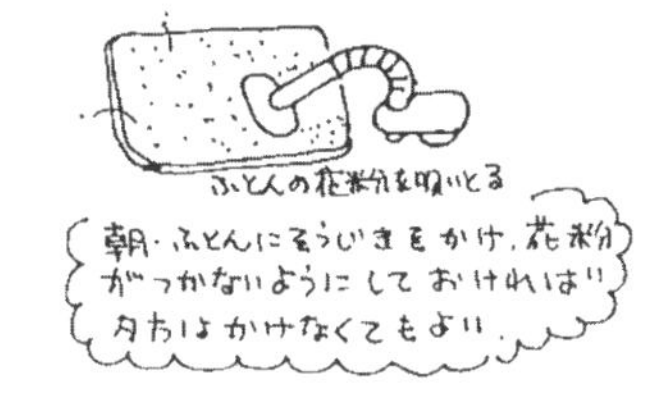

③イネ科花粉対策

イネ科の花粉症にはカモガヤ、ハガハグサ、コヌカグサ、ホソムギ、ヒロハウシノケグサ、ハルガヤ、イネ（水稲）、麦、アシ、ススキ、シラゲガヤ、コスズメノチャヒキなどによるものがあります。

花粉の飛ぶ時期は、カモガヤなどは５～７月で、アシやススキが８～９月

イネ科の植物

小さな花が集まって
穂を作ります。
葉は細く、葉脈は
平行に走ります。

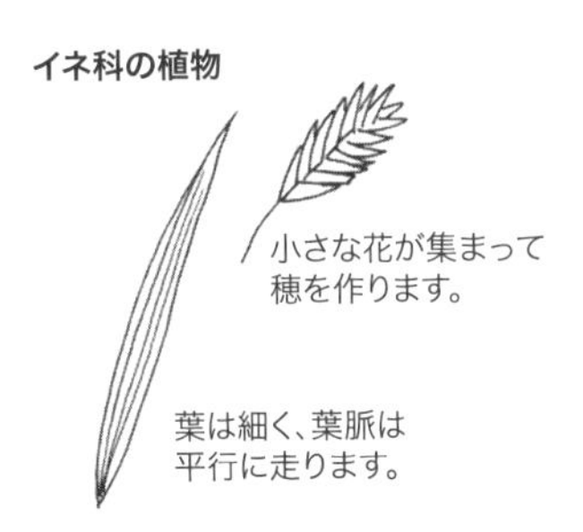

＊葉脈が平行に走り、大きくきれいな花をつけるもの（虫媒花）はユリ科です。

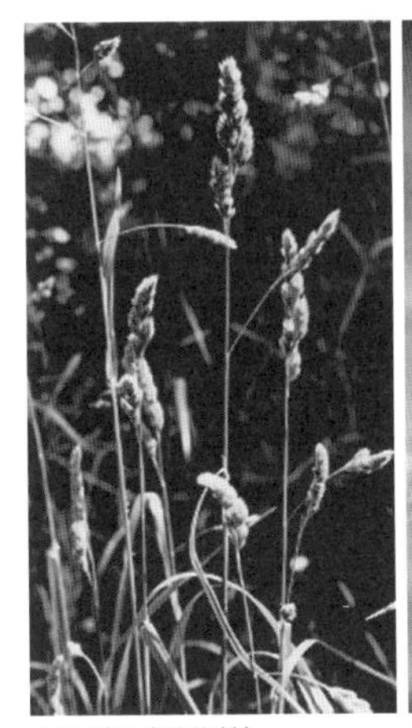

カモガヤ（開花前）

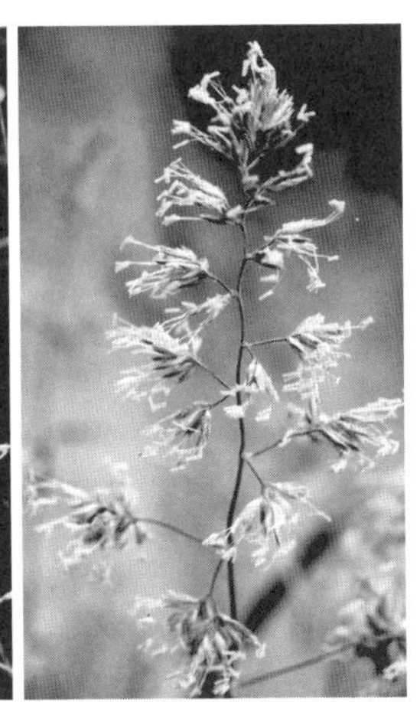

カモガヤ（開花中）
黄色いおしべが飛び出しています。こうなったら風下にいかないように注意します。

です。イネ科の花粉も風に乗って飛ぶ風媒花なので、花粉の季節になると吸い込むことが多くなります。5月の連休明けに飛び始め、春の衣替え、新学期の疲れなどと重なり、症状が強く出る場合があります。

スギ花粉は毎日症状が続いて具合が悪いため、気をつけている人が多いのですが、イネ科の花粉症の場合は、症状の起こり方が多少違います。雨などで花粉が飛ばずまったく症状がない時期の後に、天気がよくなり乾燥し、いっきに花粉が飛んで吸い込み、急に強い症状を起こす時があります。また、この時期は気温が高くなり、マスクをしにくくなるので、花粉を吸い込む機会が増えます。そのため、花が咲く前に刈り取ってしまうか、つぼみの状態の時に生えている場所を見つけておき、風が吹いているときは風下にいないように気をつけましょう。

ただし、スギなどの樹木花粉と違い、草の花粉はあまり遠くまでは飛びません。また、朝露で花が湿っている間は花粉が飛びにくいので、窓を開けての換気や寝具・洗濯物を干すことは午前中の早い時間帯で行ないます。この季節は気温が高くなり、室内に化学物質汚染源があると揮発しやすくなるので被害が大きくなる季節でもあります。そのためスギ花粉の時と違って、十分な換気が必要です。できる限り充分に換気をします。午後、花が乾燥し、風が強くなってくると花粉が飛びはじめるので、この時間帯の換気には注意します。

イネ科花粉飛散の時期に、カモガヤ花粉症の中学生・高校生が運動中に急に具合が悪くなることが多くなります（吐き気・めまい、低血圧、意識喪失、呼吸困難、胸痛、じんましん、全身のむくみ・全身が赤くはれあがるなどの強い症状－アナフィラキシーショック）。花粉症を起こす児童が多く、中学1年生の男の子が運動中に具合が悪くなって救急車で病院に搬入された事件があったため、カモガヤの花粉が飛ぶ前に草刈りをすることを学校全体で決定し、実施した中学校もあります。

イネ花粉症はイネ科の食物、とくに小麦が症状を悪化させる傾向が強く、イネ科花粉症の季節に、パンやうどん、フライなどを食べて運動をして、強いアレルギー症状を起こす人が目立ちます。５～７月の季節は小麦の食べ過ぎに注意します。

６月から７月にかけて水田では農薬の散布（空中散布も含めて）が行なわれます。この時期はちょうどカモガヤなどの花粉飛散時期と一致するため、花粉症の発症とかかわりを持っているのではないかと思われます。農薬からは逃げるしかありません。または、人に害が及ばないように散布方法を変えてもらうしかありません。空中散布を止めるところが増えています。

水田の水稲の花粉は、宮城県では７月末から８月にかけて飛散します。

秋になると水田地帯では稲刈りが始まります。イネ科の花粉症がある場合、刈り取ったイネワラの粉、モミガラ、脱穀のときの粉塵、ワラを燃やした煙でもアレルギー（とくに気管支喘息発作）を起こします。吸い込まない、触らないように対策が必要です。

④キク花粉対策

日本人の生活環境の中にはキクの花がたくさん存在します。たんぽぽ４～９月、フランスギク（マーガレット）５～６月、ハルジオン５～７月、ブタクサ８～10月、ヒメムカシヨモギ８～10月、ヨモギ９～10月、ヒメシオン８～10月、アキノキリンソウ８～10月、セイタカアワダチソウ10～11月（最近生えている範囲が増加しています）など多数あり、人工栽培のキク（サイネリアなど）は年中出回っています。

キクの花はアレルギーの起こりやすさから２種類に区別できます。

一つ目のタンポポやマーガレット、ヒマワリ、コスモスなどの小さな花がいっぱい集まって１個の大きなきれいな花になるグループでは、花粉は虫が運ぶ虫媒花です。この仲間の花粉は風

キク科植物

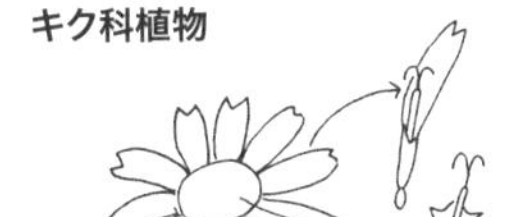

キク科の虫媒花は小さな花が集まったきれいな花です。
一枚の花びらが一つの花です。

ヨモギの葉

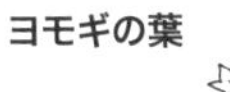

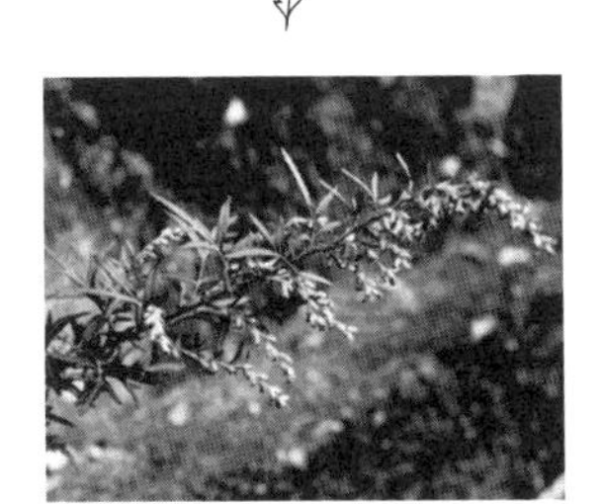

ヨモギ

で飛びにくいため、風が強いときや花を取って遊んだり、家の中に飾ったりしたときに問題になります。

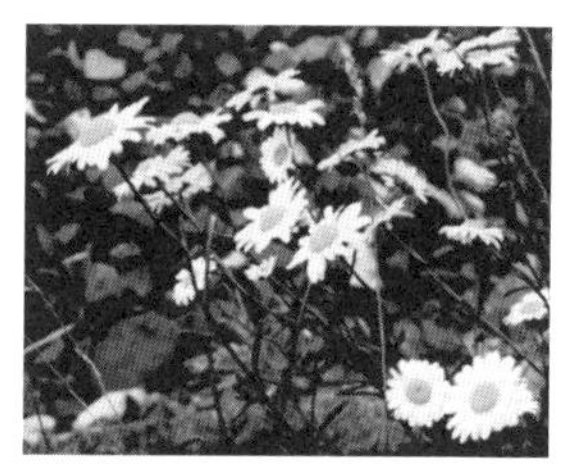
マーガレット

二つ目は、小さな花が数個〜10個ほど集まって茎についているグループで、ヨモギ、ブタクサなどがこの仲間です。このキクの花たちは風媒花で多量の花粉を風に乗せて飛ばします。したがって、アレルギーの人が吸い込んで花粉症を起す可能性が高くなります。

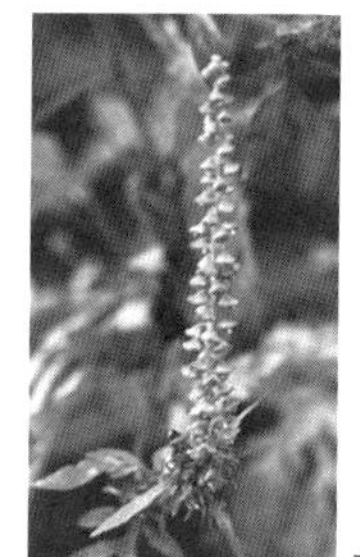
ブタクサ

キクの花もイネ科と同様、突然症状が強くなることがあります。とくに、虫媒花の花粉によるアレルギーの場合は、直接多量の花粉に触ったり、吸い込んだりして、じんましんやアナフィラキシーなど重篤な症状を起すことがあります。

ヨモギのアレルギーがある場合は草団子のヨモギを食べても、アレルギー症状を起こすことがあります。また、キク科の植物からとった油（紅花油、サフラワー油）はアレルギーを悪化させる誘因となるので食べないようにしましょう。

ヨモギはニンジン、セロリ、パセリなどセリ科野菜、ピーナッツ、リンゴなど共通抗原性があるので、ヨモギ花粉症が強くなるとこれらの食材でもアレルギーを起こすことがあります。ブタクサ花粉の場合は、メロン、スイカなどウリ科果実、バナナと共通抗原性があります。

⑤ペットの対策

人がこの地球に生きている生き物の一種として、他の動物をかわいがる気持ちはとても大切です。人の行動が他の動物たちの生存か絶滅かを決めることがあるからです。同じ地球の仲間として、仲良くお互いの立場を考えて共に生きる方法を見つけなければいけません。

アレルギーっ子が猫や犬など動物を飼いはじめると、室内で飼うなど接触度が高い場合は約６ヶ月でアレルギー症状が始まるといわれています。

こんな赤ちゃんがいました。拓也ちゃん（仮名）は生後２ヶ月の赤ちゃんです。

すぐ近くに実家があり、生まれてから毎日のように実家に行き、飼っている猫といっしょに暮らしていました。寝るときも丸まって寝ている猫といっしょでした。ところが、突然始まったアトピー性皮膚炎はだんだんひどくなり、両方のほっぺが赤く腫れ上がり、滲出液でジクジクになってしまいました。２ヶ月の後半に人工ミルクを飲んで全身が赤く腫れ上がり、アナフィラキシーを起こしたこともありました。その時の血液検査（IgE）では卵白、猫のフケ、米が陽性でした。食事療法や環境の整備を進めましたが、外来の治療ではアトピー性皮膚炎はなかなかよくなりません。そこで、入院して治療することにしました。アレルギーのある卵製品、乳製品、大豆油製品を除去した食事をお母さんが摂って母乳をあげることで、湿疹はよくなってきました。ところが、ある日突然悪化し、お顔がもとのグジュグジュに戻ってしまいました。どうも実家のおばあちゃんが猫を抱っこしたそのままの服で病院に来て、赤ちゃんを抱っこしたようなのです。おばあちゃんの服についた猫の毛やフケ、唾液などが赤ちゃんの顔につき湿疹が悪くなってしまったのです。

カルテを振り返ってみると、自宅で猫を飼っているお客さんに抱っこされた後も湿疹が悪化していました。おばあちゃんには赤ちゃんと接する前に、手や顔を洗って服を着替えてもらい猫の毛やフケ、唾液、排泄物などを持ち込まないようにしてもらいました。また、猫の世話をした後は赤ちゃんの世話をしないようにしました。そうすることで、赤ちゃんの湿疹は悪化することがなくなり、無事退院できました。その後、多少の失敗もありましたが、以前のように悲惨になることはありません。猫も実家で人の苦労を横目で見ながら、のんびり暮らしています。

猫や犬、ウサギ、モルモット・ハムスターなど毛の出る動物を人の生活空間である室内で飼ったときはアレルギーを起こしやすくなります。鳥は、羽毛のアレルギーが少ないのですが、羽毛や糞がダニやカビなどの温床となりダニ・カビのアレルギーを起こしやすくなる可能性があります。毛やフケだけでなく、唾液、尿、便などでも症状が起きます。症状は、触ったり抱っこしたりした後、10〜30分後から起こる目のかゆみや鼻水、くしゃみ、咳、喘息などで他のアレルギーと変わりがありません。動物に直接接触しなくても、この赤ちゃんのように、ペットを扱った人の体についた毛やフケなどのアレルギーの物質でも起こります。または、猫のいる家に遊びに行って、ジュータン、タタミの上に落ちていた動物の毛やフケで悪くなったり、猫や犬が排便・排尿をした砂場で遊んでそれらの乾燥物を触ったり吸い込み、アレルギーを起こすことがあります。

また、猫や犬の口の中には、黄色ブドウ状球菌がいるため、常時接触することで、黄色ブドウ状球菌が出している毒素（エンテロトキシンAやエンテロトキシンBなど）に対するアレルギーを起こす可能性があります。

室内でペットを飼っている家庭で生まれた赤ちゃんが乳児期早期にペットのアレルギーを起こし、急死した事例を２件経験しています。１例目は４ヶ月の乳児で猫アレルギーと卵アレルギーがあり、２例目は犬と卵アレルギーがある６ヶ月乳児です。両方ともペットがいる家の中で、母親が卵または卵製品を食べた後に授乳して寝かせ、気づいた時には呼吸が止まっていたという経過をとっています。乳児は鼻でしか呼吸できないため、アレルギーを起こして気道の粘膜が腫れてしまうと呼吸困難を起こす可能性があります。

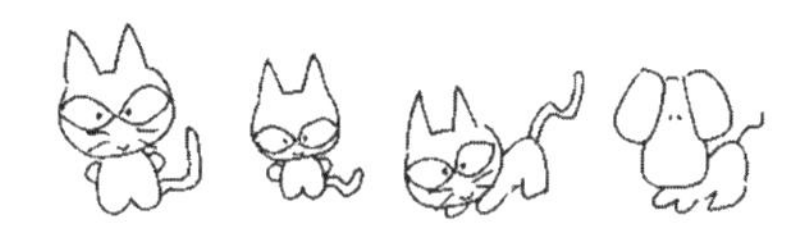

■具体的なペットの対策

近所に猫・犬がいる場合、春と秋に冬毛・夏毛が抜けて、花粉と同様に飛んでくるため、寝具を屋外に干した後は掃除機をかけましょう。ぬけた毛や尿、便で汚れた土・砂がホコリとなって飛び散ります。したがって、花粉と同様に夕方の床の掃除も必要です。
猫がいる友人宅や実家にはなるべくいかないほうが得策ですが、そうもいっていられません。できることなら、アレルギーっ子がおじゃまする部屋にはペットを入れないようにしてもらい、よく掃除機をかけ、ぞうきんがけをして、ペットの毛やフケ、タタミや床についた唾液などを取り除いておいてもらうといいのですが…。それがだめなら悪くなることを覚悟で、薬を用意しておじゃましましょう。
もし、自宅でペットを飼っている場合は、アレルギーっ子とペットが別々の空間で暮らせるように、ペットを室内から室外へ移すことを考えてください。広い庭で犬を飼っている場合、気をつければアレルギーは起こしにくくなります。もちろん世話をした人が体についた毛やフケをアレルギーっ子に接触させたり、室内に持ち込こんだりしないように注意してください。親類や友人に預かってもらい、ときどき面会に行くという手もあります。
猫や犬が尿や大便をした砂場では遊ばないように注意します。個人で砂場を持っている場合は、砂をよく洗ってきれいにしておくこと、犬や猫が尿や便をしないように容器に入れるか、ふたをしておきます。
自宅の庭に猫が入って来る場合、入って来ないように対策を考えましょう。
猫は臭いに弱いので、乾燥赤トウガラシを粉にしたものやコショウやカレー粉を庭にまくと来なくなります。木酢液は薄めて庭に撒くか、布などに浸して庭の何か所かに置いておくとかなり効果があります。木酢液からつくった猫撃退用の製品も出回っています。雨が降ると効果が落ちてしまうので、再度まかなくてはいけません。シソやレモンハーブなどにおいのする香草の近くにも寄り付かないようですが、冬には枯れてしまうので一年中というわけにはいきません。コーヒーの出がらしをまいたり、お茶がらをまいたりしている人もいます。あの手この手と試さないといけないようです。

アレルギーっ子が飼えるペットは、ダニやカビの発生に気をつけながら、金魚、熱帯魚、カメ（ミドリガメはサルモネラ菌という食中毒を起こす菌がいることがあり注意しましょう。石亀や草亀が飼いやすいでしょう）、イモリ、トカゲ、昆虫などでしょう。ただし、餌には魚や小麦が含まれるため、アレルギーがある場合はペットのえさによる接触性皮膚炎やえさの粉を吸い込んで起こる気管支喘息に注意しましょう。

ヒトにはヒトの、動物にはその動物に適した生活環境があり、あまり無理にその動物のもともと持っている生活環境を変えてヒトの生活環境に連れてくると、ヒトもその動物もアレルギーを起こし、かわいそうなことになってしまいます。動物を飼う場合はよく考えてからにしてください。飼える条件もないのに、一時的な甘い考えや感傷では飼わないようにしましょう。飼うことよりも、動物たちが地球上で幸福に暮らせるためにはどうしたらいいのか、そのためには自分が何をしなければいけないかを考えましょう。

アレルギーっ子たちは、化学的な環境汚染の強いものにアレルギーを起こす傾向があり、アレルギーを起こしやすい猫はなんらかの汚染があるのではないかと考えていましたが、最近になってその実態が明らかになってきました。貝の雌に男性化（インポセックス）を起こすことで知られている有機スズ化合物が、猫の肝臓に高濃度で蓄積されていることがわかったのです（愛知県の猫７匹の肝臓から1ｇ当たり平均650ng、最高で1800ngのジブチルスズが検出されました。タヌキは平均110ng/g、人間は平均45ng/gでした）。おそらく、粗悪な原材料（魚や動物の死骸など）を使ったペットフードや、汚染された魚介の摂取などが原因と思われます。猫のペットフードの原料である魚や獣肉は、有機スズ化合物だけではなくダイオキシンやDDTなどの有機塩素系化学物質の汚染も高いことがわかっています。

アレルギーの原因となる物質（フェロモンの一種ではないかと考えられている）は猫の皮膚脂肪腺に含まれています。汚染されたえさを食べた猫の皮膚脂肪腺から分泌される脂肪は脂溶性有機塩素系化学物質で汚染されていると思われ、アレルギーを起こしやすくさせる誘因となっている可能性があります。

家庭内で動物を飼育する場合には、汚染の少ない餌をペットに食べさせること、皮脂が付着したペットの毛や皮膚を洗って汚染物を取り除くことがアレルギー予防には大切です。

3-3　じんましんの対策（仮性アレルゲンも含めて）

じんましんは体に合わない食品・化学物質（薬、食品添加物など）、毒物、細菌やウイルスがつくりだした毒素などが原因で起こります。接触したり食べたりしたあと15～30分で始まり２～３時間ほどで終わるタイプと、半日ぐらいたってから始まり２～３日をピークに１週間ほど出続けるタイプがあります。

まずは、原因と思われるものを食べないようにします。症状が始まる前、１日分の食べたもの、やったこと、行った場所を書いておくと、原因となる食品や物質を探し出すときに役立ちます。

体が温まると、じんましんは出やすくなります。熱いお風呂の長湯は禁物です。ぬるめのお湯にあまり皮膚をゴシゴシこすらないようにして入ります。運動をすると体があたたまり激しい症状を起こすことがあります。安静にしましょう。

じんましんを起こしやすい人の腸内には病原性のある大腸菌が高率に見つかります。腸の抵抗力が低下して病原菌が住みつき、腸内を乱しているため、わずかにアレルギーのある物質でもじんましんを起こしてしまうようです。甘いものを避け、野菜を煮た汁物、ご飯をきちんと食べましょう。

じんましん のとき
あつ～い おフロは さける
ぬるめのお湯で
あまりこすらないように.
そ～と 入る.
からだがあたたまると
ひどくなります.
安静にしましょう

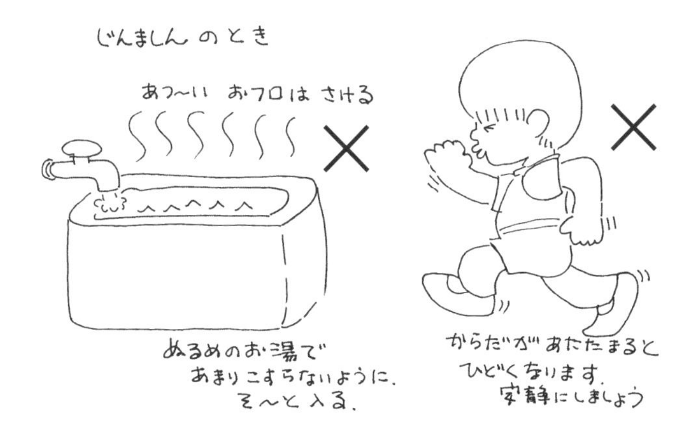

図表72　仮性アレルゲン表

含まれる化学物質	食　　品
ヒスタミン	ホウレンソウ、ナス、トマト、エノキダケ、牛肉、とり肉、発酵食品（パルメザンチーズ、ブルーチーズ、赤ワイン、みそ、しょうゆなど）、鮮度の悪い青背魚（サバ、カツオ、マグロ、イワシなど）
アセチルコリン	タケノコ、トマト、ナス、ピーナッツ（落花生）、ソバ、ヤマイモ、サトイモ、マツタケ、クワイなど
セロトニン	トマト、バナナ、キウイ、パイナップル、メロン、アボガド、プラム
チラミン	チーズ、ワイン、チョコレート、アボガド、プラム、バナナ、ナス、トマト、鶏レバー、ニシン酢漬など
フェニルチラミン	チーズ、赤ワイン、チョコレートなど
ノイリン	サンマ、タラ、サケ
トリメチールアミンオキサイド	エビ、カニ、イカ、タコ、アサリ、ハマグリ、カレイ、タラ、スズキなど

仮性アレルゲン（じんましんを起こす化学物質を含んでいる食品）はなるべく食べない

上表に掲載した食品には、じんましんを起こす化学物質が含まれています。アレルギーがなくても、体の状態によってはじんましんを誘発、または、悪化させます。じんましんを起こしている最中に食べることは控えるようにします。

●じんましんをひどくさせるものは避ける

刺激物：トウガラシやコショウなど辛い香辛料の取りすぎ。

アルコール：日本酒、ビール、ウイスキーなど酒類、オロナミンC、
　　　　　　強壮剤などドリンク類。

揚げ物など油を多量に使った料理、油を使った加工食品。

油脂が多い食品、輸入小麦を使った食品（パンなど）、果物類は、残留する有機塩素系殺虫剤、有機リン系殺虫剤、ネオニコチノイド系殺虫剤などが血管を拡張させてじんましんを悪化させます。

環境中の殺虫剤、防虫剤、トルエンなどの揮発性有機化合物なども血管を

拡張させてじんましんを悪化させます。

●じんましんの原因、誘因となるものは口にしない

発色剤、人工香料、人工着色剤など食品添加物の入った加工食品

解熱鎮痛剤（アスピリン、アセトアミノフェン、イブプロフェン、ジクロフェナックナトリウムなど）、または、解熱鎮痛剤を含有した総合感冒薬

●病院受診しなければならないとき

次のような場合はじんましんから全身、重症型のアナフィラキシーになっていく可能性があり、すぐに病院を受診しなければいけません。

①息苦しく、呼吸困難が始まったとき（気管支喘息発作の合併）
②意識がだんだん遠くなっていき、気を失ってしまったとき
③血圧が下がり、脈を触れにくくなったとき、または脈が乱れてきたとき
④全身がむくみ、全身に赤みが出てきたとき
⑤吐き気や下痢がひどいとき

第4章

求められるこころのケア
——家族が安心して暮らせるために

子どもたちの輝く目――こんな子になれたら

子どもたちのキラキラ輝く目、笑い顔、興味あるものに突進していく素直さ。時には怒られ、時には泣いて。そんなことが毎日毎日繰り返されて、大きくたくましくなっていく。こんな、人間の子どもらしい生活をおくるためには、子どもたちが人間（哺乳類という動物）として生きていくためのしっかりとした土台が必要です。

ところが今､この土台はボロボロです。日本人は第二次世界大戦前までは、生きていくのに最低必要な生活の知恵を持っていました。もちろん、物があまりなく貧弱なものもありましたが、そんななかで体が健康を維持するために大切なことを長い時間をかけて体で覚え、親から子に伝えていました。

戦後、この伝達はプッツンと切れてしまいました。ヨーロッパやアメリカなど日本とは風土や気候の違う国の栄養学や生活様式が持ち込まれ、日本人の生活は何かおかしくなってしまったのです。乾燥した地方で使用されていたジュウタンが部屋に持ち込まれ、アルミサッシの使用と重なって、部屋の中はダニだらけになりました。さらにはアルミサッシで密閉された部屋の中での煙草、石油ストーブやガスコンロの排気、殺虫剤、防菌剤、ホルムアルデヒド、フタル酸エステルなど化学物質の汚染。化学物質で汚染された牛乳製品、卵製品、肉、小麦の多食、トランス脂肪酸を多く含む油脂製品、農薬づけの輸入食品の多食、食品添加物の大量摂取、合成洗剤の多用、環境ホルモンによる化学物質汚染、砂糖づけ・甘い物づけの生活などなど。他にもいっぱいあります。

今、病院に来るアレルギーのひどい子どもたちの両親は戦後のおかしな生活の中にどっぷりとつかって大人になった人たちです。子どものときは勉強さえしていれば食事づくりや掃除はしなくてもすんでしまい、大学でも朝食は抜いて適当に加工品や外食で切り抜け、子どもができてアレルギーだとわかり、初めて食事の事や掃除のことを真面目に考える場面に立たされた人。牛乳や卵は栄養があるから必ず毎日食べなくちゃいけないと教えられ、真面目に食べて子どもが牛乳や卵のアレルギーになってしまった人。テレビドラマや映画にでてくるトーストと牛乳の朝食にあこがれ、毎朝スマートにトーストを食べて子どもがアレルギーになった人、などなど。

子どもたちはアレルギー症状を通して訴えています。

「もう、今までの生活では、からだが耐えられません。もっとボクたち・わたしたちのからだに合った生活をしてください」…と。

子どもがアレルギーになったとき、自分がアレルギーになったとき、そんな時が、今までの生活を振り返って見直すいいチャンスなのです。こんな生活の仕方がいいんだよなんてことは、どこでも教えてくれません。ヨーロッパから入ってきた西洋の食べ方は学校で教えられても、日本の食べ方は教えてもらえませんでした。

そこで、まずはすこし居直って、そして「戦後二代目の世代は昔の日本の生活や食べ方の知恵を伝えてもらえなかった。だから、知らないのが当たり前。でも、どうもそのへんを変えないとアレルギーや生活習慣病が抑えられない。子どもがアレルギーの症状をだしてるなら子どもといっしょになって、どんな生活がいいのか考えて実行しよう」…と、前向きに考えませんか？

「家の中に子どもと一緒にこもり、早期英才教育の教材を前にして子どもとにらめっこし、あれが食べたい、これが食べたいと言う子どもの言うままに、お菓子を食べさせ、ジュースやアイスクリームづけにする」…は選ばずに、「外に飛びだして近くの子どもたちと子どもを遊ばせ、子育てのことを相談できる友達をひとりでいいからつくること」を選びます。

「うちの子はアトピーで牛乳も卵も食べず普通の食事（現在の子どもの普通の食べ方のほうが非常におかしいと思いますが…）が食べられないなんて、なんてかわいそうな私」…などと悲劇の主人公になって、なぐさめられるのを待っているなんてことはやめて、「一歩一歩子どもと一緒になって進み、いつかきっとよくなる日がくるからあまり沈み込まないで今日もがんばろうと1日をしっかり暮らすこと」を選んでください。

牛乳や卵や加工品をやめることをストレスに感じてイライラすることより、子どもにとっていいものを選んで食べ、いい遊びをみつけ、楽しい親子の接触の時間と空間をつくることに楽しみをみつけてほしいのです。
栄養がどうのこうの、牛乳を飲まないから発達がどうのこうのと言う周囲の人たちには、心配していただいたことは感謝しつつ、軽く聞き流して、子どもの状態をきちんとみつめて、取り組んでいただきたいのです。

今の子どもたちには、アレルギーをはじめ、生活習慣病さえも忍び寄っています。アレルギーを予防する生活は、癌や動脈硬化、心筋梗塞、脳梗塞、糖尿病を予防する生活につながります。家族にアレルギーの子が一人いたら、その子がよくなる生活をする事で家族全体が健康になる、そんなことがすべての家庭でできたらすてきです。
いきいきした目をもち、人間のことも、地球に生きるすべての生き物たちのことも考えられるすてきな子どもたちが増えてくれたら…と思います。
みんな、イジイジしてないで、ドーンとがんばっていきましょう！

目にみえないものが大切。生活術を身につける

アレルギーを軽くするために生活の改善を進めていくと、何がその子のためにいいことなのか、何が大切なのかを判断する事態にぶつかります。今の子どもたちの周りの大人たちは、見かけの皮膚のきれいさ、体格、体重、学校や塾に行くことなどの目に見えるものがその子の善し悪しを決める尺度となっていることが多いように思われます。そのため、湿疹がよくなりすべすべの肌になること、体重や身長が毎日毎日増えていくこと、それがすなわち健康と勘違いしているようです。
また、他の子と同じ物を食べ、同じように遊び、同じような服を着て、同じ物を持っていることがいいような錯覚を持っています。でも、本当は見かけのよさではなく、体の中が健康かどうかがその子にとって大切なのです。

体重が増えたかどうかは体重計を使えばわかりますが、その子の内面は大

人がその目でよく見ないとわかりません。体重が増えたかどうかだけでなく、いろいろなものに興味を示しているか、元気に遊ぶか、よく笑うか、よく寝るか、きちんとその子に合った発達をしているかなどよく見てください。その子の持つ他の子とは違う特質は何なのか、何が伸びる芽となるのか、何が得意なのか、何を自分で考え一生懸命やろうとしているのか、何になりたいか、何を生きがいにしていこうとしているのかなど、目に見えない部分を周りの大人たちは見る必要があります。

アレルギーの体質を持っていれば環境が悪くなるとそれなりのアレルギー症状を起こします。この状態は一生続きます。目に見えるアトピー性皮膚炎が治ると、せっかくそれまで覚えた食事の仕方や掃除の方法をたちまち捨ててしまい、目に見えにくい喘息や鼻炎・お腹の病気・精神的な症状などを起こし始める人がいますが、これは考えものです。覚えた生活法は一生使うことになると思われます。忘れないように、親がその子に教えてあげることが親の努めでしょう。その子の持つすばらしい能力をその子なりに十分に発揮するためには、その子なりの健康をしっかりつかんでおく必要があります。とくにアナフィラキシーの場合は起こったときは重症！ということが普通です。目に見える状態になったときはもう遅いのです。

今、アレルギーっ子たちに必要なことは、見かけの体格や容姿、腕力ではなく、生活する力、生活術です。

親のアレルギー・親の生活と食べ方

アレルギーっ子の両親はやっぱりアレルギー大人です。体質は遺伝しますので当たり前といえば当たり前のことですが、これが生活環境の改善や食べ方を変えることをいざ実行となると、大きな影響を与えることがあります。

治療を進めるときに大切なことは、一定の先を明るくイメージして、「きっと、こうなって、明るい明日が待っているんだ」と力強く一歩一歩前に進んで行くことが大切になります。人生、谷あり、山ありと苦しいときはぐっとこらえて、ときどきはほっと息ぬきをしながら、楽天的に前に進めばいいのです。

ところが、アレルギー大人の人は、なかなかそうはいきません。例えば、アトピー性皮膚炎がひどくてなかなか治らないとき、環境整備や食事療法をしようと思ってもなかなかうまくいかないときなど、さまざまな壁にぶつかったときに両親のアレルギー状態がいいときは難なく乗り切れるのですが、アレルギー状態が悪いとき、例えば、スギ花粉症の季節が終わった直後や、イネ科の季節が終わった直後、ダニだらけの布団に寝た後、アレルギーのある食品を食べてしまったときなどは、頭の中もパニック状態になってしまうことがあります。急に嫌気がさしてアレルギーっ子にだめな食品を食べさせてひどくなり病院に駆けつけたり、すべてを放棄して変な民間療法に飛びついてしまったり、主治医の先生に食ってかかってみたり、子どもに八つ当たりしてみたりと変なことになってしまうことがあります。

アレルギーっ子の親であるアレルギー大人は自分のアレルギーの状態もよく理解して、今ががんばってやる時なのか、今は少しおとなしくしてじっとしていたほうがいいのか、きちんと判断して行動しましょう。アレルギー状態のときに悩み始めると、解決方法の出口がなかなか見つけることができません。そして変な結論に達して、ぷっつんしてしまうことでしょう。今は、あんまり深く考えず、「まあ、今はいいや！」と楽天的に考えることが大切です。時期が来れば、また楽しくアレルギーっ子とのつきあいが始まります。

「アレルギーっ子とのつきあいは災難ではなく、楽しく生きがいとしてつきすすむ私の生きる道の一つなんだ」と思えるくらいのたくましさと、「のんびり楽しみながらやっていこう！」というおおらかさを持ちたいものです。

アレルギーっ子の食事日誌を書いてもらうとき、同時に家族の食べたものを書いてきてもらうようにしています。どんなにアレルギーっ子がきちんと食事を正しても親の食事がメチャメチャでは、いい生活を続けることができないのです。子どもが小さいうちは、生活の推進力は親なのですから。

親がまず正しい生活方法と食べ方を覚え、実行し、子に伝えてあげてほしいのです。

アナフィラキシーに対する心の問題

アナフィラキシーやアレルギー、とくに食物アレルギーがあり、食事療法をしていると周囲の人たちとの摩擦がさまざまな問題を生み出します。もし、食事療法が一般的な治療法として確立されていれば、余分な気苦労も必要ないかもしれません。しかし、食物アレルギーの治療についてはさまざまな意見があり、そのために、いろいろな医者がいろいろな方法で治療に使い、ある医者は否定さえもするため、異なった見解のあいだで患者さんは悩むことになります。

また、ある医師の考え方のもとでアレルギーを治療しても、よくなっていく場合はいいのですが、なかなかよくならないと、患者さんやその親御さんたちは「この方法でいいのだろうか」など、さまざまな不安を持つことになります。

アレルギー・アナフィラキシーの治療に一番大切なことは「あせらず、あわてず、一歩一歩」です。そして、「治してもらう」という消極的な考え方ではなく、「自ら治していく」という積極的な考え方が大切です。そんな考え方を身につけるためには、何が必要でしょうか？

子どもたちは小さなときから食事療法をしていると除去食に対しての精神的なストレスはあまり強くありません。ストレスを強く感じる人は、アレルギーの対策を始めようとしているご両親およびその周辺の人たち、年齢が高くなってから対策を始めようとしている子どもたち、とくに、給食を普通に食べていた後にアレルギーのあることがわかった子どもたちです。

わかってくれる人を見つける

アレルギーとくに食物アレルギーを理解してくれる医者、または、理解しようと努力する医者を見つけること。わかってくれる友人を探し出すこと。

とくに一番身近にいる配偶者に何でも話せるような雰囲気の家庭をつくることが大切です。

夫婦げんかは禁物です。気軽に話せることが、心理的なストレスを軽減させてくれます。

でも、そんな友人は待っているだけではできません。親の会の集まりなどいろいろなところに出かけて行き、つくる努力をしましょう。

アナフィラキシーを理解する

アナフィラキシーに関する知識（どんなときに、どんなもので起こしやすいのか、いろいろな人の経験など）を持つこと、アナフィラキシーを起こしてしまったときの対応方法がわかることが大切です。アナフィラキシーについての一定の知識は病気に立ち向かう勇気をつくりだしてくれます。また、これから先の見通しがわかります。この知識を得ることがこの本の目的の一つです。

そのままを見つめる

アレルギーを持った人に起こった出来事、もちろんアナフィラキシーの場合も、そのままの現実を認めること。そして、アレルギーやアナフィラキシーを起こしたことや「だめなこと」ばかり見ていないで、アレルギーを持った子どもの「いい点」、「自慢できること」を見つけ出しておくこと。これができると、どんなことでも乗り越えられる勇気と自信が湧いてきます。どんなに落ち込んだときにも、立ち直ることができます。

子どもの持っている「いい点」を見つけてあげましょう。「いいこと」をしたらほめてあげましょう。もちろん、お母さんお父さん自身の「いいこと」も探しておくことが大切です。

アレルギーのその奥にあるものを見つめる

アレルギーがあることで悲しんでばかりいないで、アレルギーがあること・アレルギーの子を持ったために、食生活や環境問題に目を開くことができ、人生の中で大きな利点となったと思えるようになるまで勉強すること。食事療法をすることは、「たいへんで、悲しいこと」ではなくて「楽しくて、立派なこと」なのです。そして、アレルギーは今の悪化しつつある環境をみつめなおす絶好のチャンスなのです。これをうまく利用しましょう。生活をよりよいものに変えていく好機なのです。

自分を見失わない

まわりの人たちと協力していろいろなことができるように、自ら考え、行動し、自分をしっかりとみつめて「自分」を持つこと。そんな自分をつくれるように日々努力しましょう。まわりに合わせようとして、「自分」「我が家庭」を見失ってしまうとアレルギーの子どもたちを守ることはできません。自分なりの、我が家なりの生活を家族みんなで築き上げていくことが大切です。

楽天的に考える

子どもが悩む前に、親や周囲の人たちが先走りして心配したり、悩んだりしないこと。親が食事療法やアレルギー対策をストレスと感じている家庭ほど精神的な問題はどんどん大きくなり、小さな出来事が食事療法やアレルギー対策を投げ出すきっかけとなっています。子どもたちはけっこう楽しんでアレルギーと立ち向かっています。また、まわりに無理に合わせて自分や自分の家庭の信条をなくすようなことはしないようにしましょう。

“どんなことでも、なんとかなる”ものです。そんな楽天性が必要です。楽天的に考えている家庭はどんなことも難なく切り抜けられます。気楽にいきましょう！

生きがいを見つける

生きてるという実感を感じることができるものを一つでも手に入れておくと、どんなに苦しいことがあっても、そのことを考えると、耐えることができます。人生の目標や楽しみがあれば、なんてすてきでしょう。ない人は、それを探し出すことに楽しみをみつけましょう！　もちろん、子どもも親もです。

化学物質と心の問題

神経系統と内分泌、アレルギーを含めた免疫の三つの体内機構は密接に絡み合いながら、体の中の状態を正常に保つために、常に働いています。精神的なストレスは内分泌や神経系統に影響を与え免疫の働きをおかしくさせることもわかってきました。例えば、悲しみや恐怖・不安はアレルギーを増強させ、楽しさや笑いはアレルギーを軽くさせ免疫力を強くさせます。

反対に、内分泌環境や神経系統を乱してしまう環境中の化学物質の存在がわかってきました。外因性内分泌撹乱物質（環境ホルモン）は、内分泌の働きを障害し、人が正常な精神活動を営むことを妨害しています。さまざまな殺虫剤、農薬や有機溶剤などが神経の働きをおかしくさせることもわかってきました。

次のようなことは外来でよく経験します。

子どもにアレルギー疾患が発病し、検査した結果、ある食品にアレルギーのあることがわかり、その食品を除去しようとしたとき、パニックになってしまい、何もできなくなってしまうお母さん。アレルギー用の料理集を手に入れ早速つくってみようとしたが、そこに書かれている材料の一つがないために作れなくなってしまうお母さん。つい先日までがんばって食事療法をやって子どものアレルギーもよくなってきていたのに突然嫌気がさして、すべてやめてしまい、前と同じ、いや、もっと悪い物を食べて、または、食べさせてしまい、いきなりひどくなって来院されるお母さん。食事療法をがんばっていることがいきなり嫌になり、「私がこんな大変なことをしているのはこの子のせいなんだ」と怒りを子どもにぶつけてしまうお母さん。

もちろん同じことはお父さんたちにも起こります。なぜでしょう？

アレルギー体質の人は、アレルギーの状態にないときは元気ではつらつとしているのに、アレルギーの状態にあるときは、さまざまなストレスに弱くなります。急にぐずってみたり、泣き出したり、悪夢をみて夜泣きをしたり、怖がることが激しかったりします。生活環境中の化学物質の影響も考えられますし、胎児期や出生後において、化学物質の影響が強かった場合は同じようになることが予想されます。

アレルギーの子どもたちも、アレルギーを持っていないように見える子どもたちも、そのお母さんやお父さんたちも、胎児期から化学物質の影響をかなり受けているのではないのでしょうか？　さまざまな化学物質が初期の胎児に影響すると、大人に成長したときに正常な性ホルモンの働きができず、親としての本能を発揮できなくさせてしまう可能性があります。

つまり、幸いにして子どもができたときに親として「子どもをかわいがれない」ことがあるかもしれないのです。そんな状態で子どもがアレルギーを起こし「困難で大変な」生活をすごさなければいけなくなったとき、頭の中の混乱を解決できなくなってしまうかもしれません。また、精神的な活動や行動も阻害される可能性があり、想像力や考える力に影響し、臨機応変にその場その場の出来事に一番適した行動をとることがうまくできなくなってしまうかもしれません。

精神的に「切れた」状態（つまり、精神的な暴走）は、アレルギー的にはアナフィラキシー（つまり、アレルギーの暴走）と似たところがあります。急に精神的に落ち込んだり、悩み始まって抜け出られなくなってしまったとき、「ひょっとしたら、私が胎児期のときから、化学物質の影響を受けたからかもしれない」、または、「昨日、吸い込んでしまった空気中の化学物質や食べた食品中の化学物質が影響してこんなに悩んだりおこりっぽくなったり、悲しくなったりしているのかもしれない」と考えることも必要です。

原因がわかれば、それらを避けることで不安定な精神状態から抜け出ることができます。そう考えることで、新たに、気持ちを整理して立ち直れる方法が見つけ出せるかもしれません。優しい音楽を聴いたり、絵を描いて気持ちを休めることもできるでしょう。子どもの小さい頃の写真やビデオを見て、その頃の湧き出るような優しい感情を思い出す努力をできるかもしれません。子どもとの楽しかった思い出や、子どものすばらしい長所を思い出して頭の中にイメージし、アレルギーとの苦しい戦いに立ち向かう勇気を作り出せるでしょう。

もしも、「親」として、どうしても子どもを可愛がる気持ちが十分わいてこないとき、「私は親として失格なんだ」と思う前に、次のように気持ちを切り替えてみてください。

お子さんを「自分の子」と思う前に「同じ人間」として「ちいさな友人」として人格ある人間として考えてみてください。そうすると、今までのイライラはなくなって、他の普通の友人と同じように付き合えるかもしれません。ただし、そのちいさな友人は、まだいろいろな事も知らず、経験も少なくあなたの助けを必要としています。そして、まだ「子ども」という生き物で夜遅くまで起きていたり、タバコを吸ったりお酒を飲んだりはできません。子どものリズムで生活し、考えています。その点を理解してあげて付き合ってください。

甘えさせることも必要ですが、一人の人間としてきちんとした人格になってもらうことも大切です。そんな友達のような付き合いかたをすると、家庭内はうまくいくかもしれません。

アレルギーっ子は、個別の能力はキラリと光るすばらしいものを持っています。ところが、精神活動や感情を全体的に統合してまとめる力があまりないため、すばらしい力を引き出せないでいることが多いのです。アレルギーの状態から抜け出て、注意力の散漫や、多動の状態をうまくコントロールできると、持っている能力や才能を発揮できるようになります。

いろいろと書いてきましたが、いつも楽天的に楽しみながら食事療法やアレルギー対策に取り組んでいる人に聞くと、「どうして、悲しかったり、悩んだりするのですか？」という返事が返ってきます。楽天的にできるかどうかは、その人の今までの育った生活環境などに左右されているのかもしれません。明るく楽天的にできる人、悲しみながら前進する人、いきなりがんばっては途中で息切れして休み休み進む人、さまざまなやり方があってかまわないと思います。でも、着実に前進していくことが大切です。

あとがきに代えて

アナフィラキシー・アナフィラキシーショックという言葉は、死亡例の報道などもあり、最近いろいろなところで聞かれるようになってきました。日本語訳はないのですが、あえて訳せば「急激に進行する全身型の重症アレルギー」ということができます。保育所や幼稚園・学校など子どもと接する仕事にたずさわっている人、アレルギー疾患を持つ子どものいる家庭の人も、ぜひ知っておいてほしい病気なのです。

アレルギー疾患が今までにあった人にも、今までアレルギー疾患を経験しなかった人でも、アナフィラキシーは突然起こります。アレルギー体質があり、アレルギーの病気を持つ人たちはこれからもどんどん増加していき、アナフィラキシーを起こす人も増えてくると思われます。

アナフィラキシーは周囲の人たちの理解が必要な病気です。

アナフィラキシーのことを知っていれば、簡単に予防できる場合があります。反対に、本人が「これを食べると具合が悪くなる」といくら言っても、周囲の人たちが「そんなこと起こるはずがない」と理解ができず食べなくてはいけない状況をつくってしまうと、とんでもない結果が待っているかもしれません。

また、アナフィラキシーが起こってしまったとき、その現場でどんな処置をするかでその後の経過が決まってしまいます。社会のすべての人たちにアナフィラキシーのことについて一定の理解をしてもらうことが必要になってきているのです。

我が家の子どもたちはみんなアレルギーを持っています。両親ともアレルギー体質ですから仕方がないことでしょう。そのなかでも、5人きょうだいの2番目の娘、次女はアレルギーが強く、「はじめ」の項で記しましたが、アナフィラキシーを何回か経験しました。まるで、SF映画の画面を見ているような変化が短時間のうちに、私たちのかわいい娘の身に起きてしまいました。進行を食い止めることもできず、どんどん時間がたち、大丈夫だろうかと思う気持ちがどんどん大きくなっていく。アナフィラキシーを一度経験すると、こんな病気は二度とごめんだと思います。

患者さんのアナフィラキシーを予防することは、我が家のアレルギーっ子たちのアナフィラキシーを予防することにつながりました。そんな気持ちで多くのアナフィラキシー患者さんたちの相談にのってきました。アナフィラキシーを起こすことを心配ばかりしてイジイジした生活でなく、アナフィラキシーを、吹き飛ばしてしまうような生き生きした生活、持っている発達の芽を十分伸ばせるような生活をすごしてほしいのです。

アナフィラキシーを予防する生活を築き上げることは、アレルギーを予防する生活を築き上げることと同じです。そして、その生活はすべての人が同じではなく、アレルギーっ子の状態、住む土地・自然条件、季節、入手できる食材、それぞれの人が過去に覚えてきた生活方法や生活の知恵、経済的条件、宗教などによってさまざまです。その家庭独自の、その子独自の生活を自分たちでつくり出していくことが大切なのです。他のアレルギーの人や他の家庭で行なわれていることを参考にして、決して真似ではない自分たちのアレルギーを予防する生活を築き上げていってほしいと思います。

アナフィラキシーの人たちを診療していていつも考えることがあります。

何を食べるのか？　どのように食べたらいいのか？　いつまでアナフィラキシーを起こした食品をやめ続けるのか？　それを考える時に、気を配っていることは次の二つです。

①アナフィラキシーを起こした子が自分の今の状態をきちんと知り、いろいろな条件を考えて食べるものを選ぶことができる力をつけること。また、それができる時期はいつなのか？

②アレルギーの検査結果から食べられるか食べられないかを判断するだけでなく、地球上に生きる哺乳動物であるためには何を食べて生存すればいいのか？

本来ヒトが食べるべき物は何なのか？　地球の環境を化学物質の汚染から守るためにヒトは何を食べるべきなのか？　そんなことを考えながら食べるものを見つけること。

人が哺乳動物としてのヒトらしく食べ、ヒトらしく生活すれば、アレルギーやアナフィラキシーなどの病気は少なくなると思うのです。紙面の関係もあり、十分ではありませんが、アナフィラキシーを起こした人たち、またはアナフィラキシーを予防したい人たちが生活の中で最低気をつけて欲しいことを中心に書きました。

QA どんなものにアレルギーがありますか？

〈食〉✿卵 ✿牛乳 ✿ごま ✿油（大豆油） ✿食品添加物
✿メロン ✿鳥肉 ✿牛肉 ✿魚（マグロ，カツオ，サンマ
✿キウィ ✿農薬食品 ✿ピーナッツ サバ，イワシ 他）
✿タコ ✿エビ 〈その他〉

〈その他〉ダニ ガ（虫） 花ふん（菊） カビ
ホコリ 化学薬品 羊毛 牛脂を使った石けん

つぶらなひとみ

earがでかい

QB お父さん，お母さんがあなたのためにしてくれることで，何が一番うれしいですか？

《My father》

仕事が急がしい時でも，私が病気になると，とんで帰って来てくれる事。カナー

《My mother》

毎日お弁当を作ってくれる事。（アレルギーっ子じゃなくっても，これはうれしいデス♡）

QC あなたが学校生活などで困っているのはどんな事ですか？

そんなにすごく困っている事はないけど，夏に，プールで泳ぎたくても，「えんそ」が強くて，手とか足ががゆくなってプールに入れなかったりする事が，ちょっと困ったことです。でも，他には特にありません。

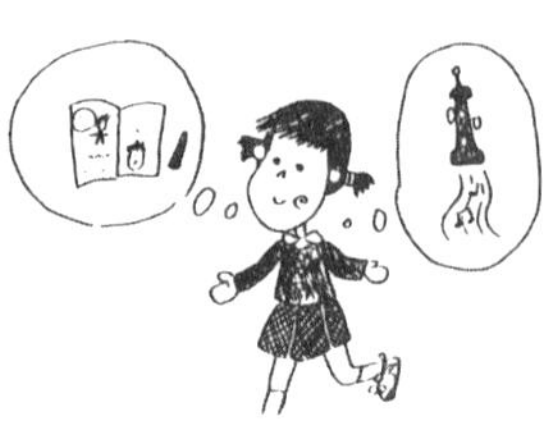

アナフィラキシーを起こした次女が質問に答える

次の文章は、食物アレルギーの子を持つ親の会のジュニアクラブ（自分がアナフィラキシーを起こしたことがあり、アナフィラキシーやアレルギーについて勉強したり、話し合ったりしたいと思っているジュニアの集まり）の通信に次女（13歳）が答えたものです。我が子ながらよく書けているので載せます（左ページ）。

アレルギーで悩んでいる方へ（次女が投稿した文章）

こんにちは！　アレルギーが自分の持病で、いやだなあとか思っている人は少なくないと思います。実は、私も、一度も思ったことがないわけではないんですよ。でも、今だから思えるんですが、アレルギーなんて、こんな幸せな病気、他にはないと思います。まあ、これは、それぞれの人によっての考え方のちがいだと思うんですけれど、でも私は、そう思っています（幸せって言い方とは、ちょっとちがうかもしれないです…）。だって、食べれない物があると野菜中心の食事になるじゃないですか、それってすごく健康的ないい事だと思うんです。それが長生きの「元」になったり…。それに、別に他の人とちがうところなんてないし、今だって同じクラスの人に「ぜんそくの人」とか「アトピーの人」とかけっこういるんですよ。ただ、あんまりひどくないだけだと思うんですよ。だから、みんな同じって考えれば、なにもなやむことなんてないんですよ！（と思う）。

中学校になると部活に勉強に大変です！　部活は吹奏楽部に入ってるんですけど、すごく楽しいです。吹奏楽部に入ってから、私はオーボエ吹いてるんですけど、腹筋をすごーく使うんで「腹式呼吸」が前よりすごくできるようになり、ぜんそくのほっさがおきたときとかに役に立っています。他の学校だと、吹奏楽部でも外走ったりするんです（うちの学校はやってないです）。でも、それはやってもたいしてかわんないし、他の人よりおとることもないのでやらなくてもOKです。みんなもアレルギーっていう病気とにらめっこしてないで、自分のやりたい事をやって、お互いにがんばりましょう！

【参考図書】

角田和彦編集：角田こども＆アレルギークリニックのやさしいレシピ．芽ばえ社．2013

角田和彦：アナフィラキシーショックとは何か．食べもの文化№458　2013年５月号－８月号まで４回に分けて掲載．2013

角田和彦：アレルギーを悪化させる化学物質．食べもの文化№455　2013年2月号：8-36、2013．アレルギーと化学物質の関係を記述．アレルギーは防衛反応であり、さまざまな有害な化学物質からアレルギーを使って体を守ろうとしている．

角田和彦：子どものアレルギー．子どもと健康№95．P30-86．労働教育センター．2012年７月初版発刊．子どものアレルギーについて、当院で行なっている最新の治療法と考え方を記載．

角田和彦：食物アレルギーとアナフィラキシー．芽ばえ社．2002年12月．現在のアレルギーの現状、食物アレルギーの考え方とその対策、アナフィラキシー、アレルギーを起こしやすくさせている化学物質汚染の新情報、睡眠とアレルギーなどアレルギーに関わる情報を掲載．2002年７月食べもの文化研究会の食と健康のシンポジウムで講演した内容を本にしました．食物アレルギーは単に除去すればいいのではないということを発見してほしいと思います．

角田和彦：アナフィラキシー　その対応と予防．　労働教育センター．子どもと健康№84：5-82．2006．2006年８月第12回子どもと健康研究フォーラムでの講演内容をまとめたもの．アナフィラキシー最新刊．

角田和彦：岩波ブックレット№448－劇症型アレルギー．岩波書店．1998．　アナフィラキシーの症例の現状がまとめてあります．

角田和彦：アレルギーっ子の生活百科　環境汚染からみたアレルギーとの付き合い方．近代出版．初版2000．第２版2001．第３版2005．

その他、さまざまな情報はホームページを参照してください．

アレルギーっ子の生活ホームページ：　http://homepage2.nifty.com/smark/

角田 和彦（かくた かずひこ）

1952年、静岡県生まれ。1979年東北大学医学部卒業。専門は臨床環境医学、アレルギー。早くから食べ物とアレルギーの関係を指摘、他の医師などからの抗議等に屈せず診療を続ける。2004年10月「かくたこども＆アレルギークリニック」開業。
2004年より８年間、厚生労働科学研究「微量化学物質によるシックハウス症候群の病態解明、診断・治療対策に関する研究」に参加し、実際に家屋の中の化学物質を測定し、化学物質と病気の関係を調査、追及。
2011年３月の東日本大震災時の混乱時には、アレルギーをもつ子どものために迅速な救援活動にあたり、災害時に備えたアレルギー対策の必要を周知させた。
著書に「食物アレルギーとアナフィラキシー」「角田こども＆アレルギークリニックのやさしいレシピ」（共に芽ばえ社）、「アレルギーっ子の生活百科」（近代出版）他、雑誌「子どもと健康」（労働教育センター）や「食べもの文化」（芽ばえ社）等、執筆多数。講演活動にも邁進。

増補　アナフィラキシー　原因・治療・予防

2018年11月15日　第一刷発行　定価2200円＋税
2018年11月21日　第二刷

著　　者　角田 和彦
企画・編集　Office2（オフィスツー）
発　　行　柘植（つげ）書房新社
〒113-0001　東京都文京区白山1-2-10　秋田ハウス102号
Tel　03（3818）9270　Fax　03（3818）9274
郵便振替　00164-4-113372
URL　http://www.tsugeshobo.com
装丁・組版　市川 九丸
印刷・製本　創栄図書印刷株式会社

乱丁・落丁はお取替えいたします。
ISBN978-4-8068-0719-3 C0047

ヴィヒャルト千佳こ先生と「発達障害」のある子どもたち

事例から学ぶ　どの実際と理解・支援の手引き

ヴィヒャルト千佳こ（臨床心理士・鶴が峰心理グループ代表責任者）著

Ｂ５判並製／128頁／定価1800円＋税

ISBN978-4-8068-0701-8

いちばん戸惑っているのは、「発達障害」がある「こんな子（人）たち」です。大切なことは「お互いを知り・理解すること、尊重すること」。周囲の人びとが向き合うための学ぶことや支援のポイントを、多くの事例が教えてくれます。

おうちでできる発達障害のある子の子育て

丹野節子（「きらっと」たんの個別支援教室）著

Ｂ５判並製／152頁／定価1800円＋税

ISBN978-4-8068-0619-6

発達障害（つまずき）のある子にとって日々の生活のしづらさは多様。本書は、朝から夜までの一日の生活場面に沿いながら、「言葉・コミュニケーション」「社会性」を親子で育てあう手がかりをイラストとともにわかりやすく提示。「かゆいところに手が届く」ちょっとしたヒントが満載。

新版　患者に学んだ成人型アトピー治療

難治型アトピー性皮膚炎の脱ステロイド・脱保湿療法

佐藤健二（阪南中央病院皮膚科部長）著

Ａ５判並製／256頁／定価2400円＋税

ISBN978-4-8068-0665-3

早くよくなるために、また再び悪化しないために、ステロイド外用剤や免疫抑制剤による被害が少しでも少なくなるように、新版によってさらにお手伝いができれば嬉しく思います。（新版にあたってより）

ステロイド依存

深谷元継著

Ａ５判並製／176頁／定価1700円＋税

ISBN4-8068-0425-8

アトピー性皮膚炎患者がステロイド離脱をめざすにあたっての実践的な情報を提供。ステロイドではない治療を実践する医師が、患者さんたちの協力で21名196枚の離脱経過カラー写真、初診までの数年間の経過を収載する。